AQUARIUS

AQUARIUS

AQUARIUS

AQUARIUS

後青春 Restart

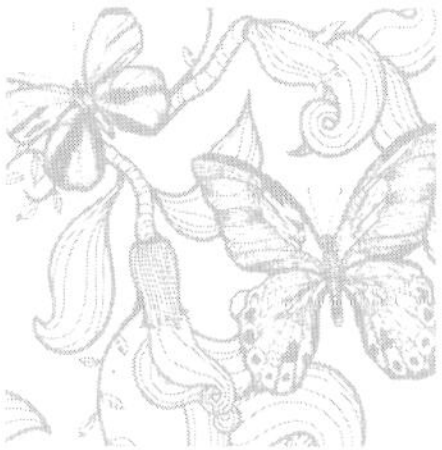

後青春，更超越青春。
從心理、健康、照護，到尊嚴的告別，
我們重新啟動一個美好的人生後半場。

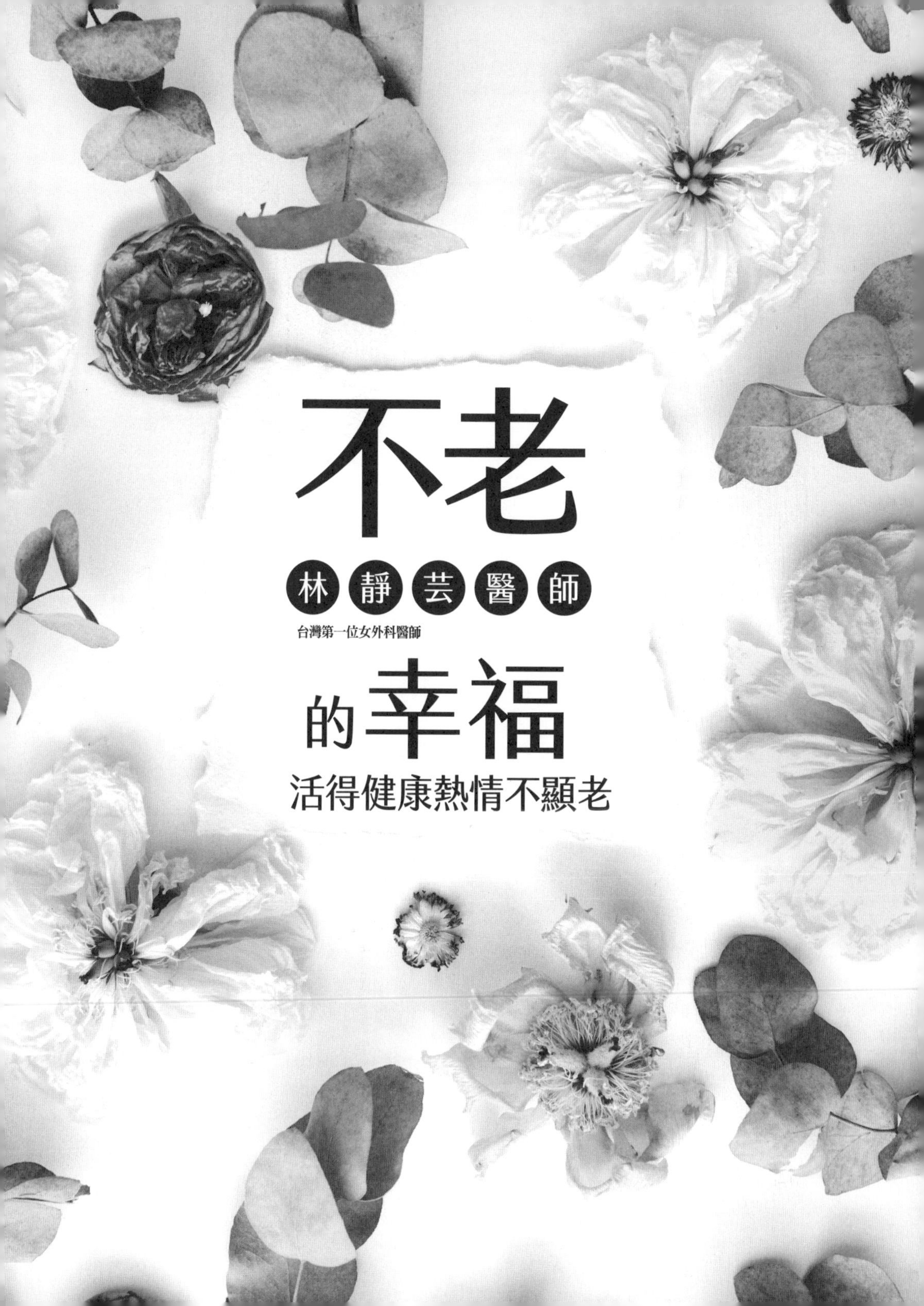

不老的幸福

林靜芸醫師

台灣第一位女外科醫師

活得健康熱情不顯老

推薦序——

妻子教我的養生之道

文◎林芳郁醫師

※本文作者為林靜芸醫師之夫，並為著名心臟外科權威，擔任亞東紀念醫院院長、中華醫學會理事長、台北榮總及台大醫學院外科兼任教授。

我的妻子靜芸出生的家庭，充滿了文藝氣息。岳父林秋江醫師喜歡繪畫、音樂、哲學、登山、旅遊，也出版過詩文和哲學的書籍。靜芸和她的兄弟們遺傳此種天賦，總能寫出許多好文章。

一九八二年，靜芸從紐約大學附設醫院研習重建整形外科回國，爾後，在馬偕紀念醫院以及診所執業。她專長整形外科，除了努力研習醫療，也熱衷傳播醫學知識。

靜芸對生活的每件事有她的信仰，她主張「不要過度洗臉」、「生活愈簡單愈好」、「每天要運動」、「早睡早起」、「維持體重」、「請客讓人七分飽才是美德」、「飲料只能喝白開水」……等等。

我們二人觀點不同，年輕時的我以為自己住在大陸的人民公社，直到年歲漸長，才發現靜芸很早就教了我養生之道，慶幸自己慧眼娶她為妻！

近年來，靜芸努力研習「老化」的學問，如果需要翻閱文獻，我就是她的無給職榮譽志工。

二〇一四年，她把心得寫成「不老的幸福」專欄，在《聯合晚報》以及《聯合報》的元氣網刊載。她的文章以一個吸引人的故事開頭，之後嵌入高齡的知識，以及如何「年長而維持健康美麗」的建議。寫此種文章可能有些難度，我常看到對面書桌上，布滿十數張草稿，刪了又寫，寫了又刪！

但她的努力沒有白費，文章因為流暢易讀，加上確實可增添不少實用的知識，《聯合報》的瀏覽率調查常列在「前段班」。

本書是寶瓶出版社將她近年的寫作內容彙集出版。靜芸有許多特色，身為她的終身伴侶，我最佩服她鼓舞人的熱情。

我們每晚睡前，她會訓話五分鐘。我如果惹她生氣，她當然會唸人，但是很多時候，她喜歡搞笑。她會講笑話，會學我說話，會告訴我，我不是最笨、也不是最慘的人，因為她查過了，誰誰誰更慘！我經常被逗得哈哈大笑，滿心歡喜，滿懷希望地入眠。

因而，靜芸通知我必須為此書寫序時，我想到透過本書，各位讀者也能感受到她「天天健康、美麗、快樂」的精神，很樂意以此文為序！

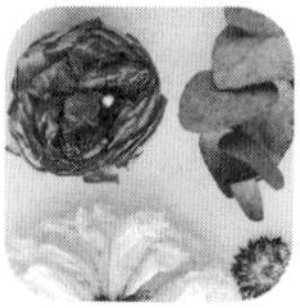

目錄

第二篇 滋養心靈

目錄

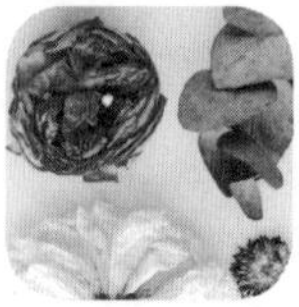

第四篇 享受生活

目錄

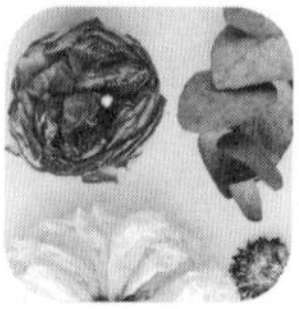

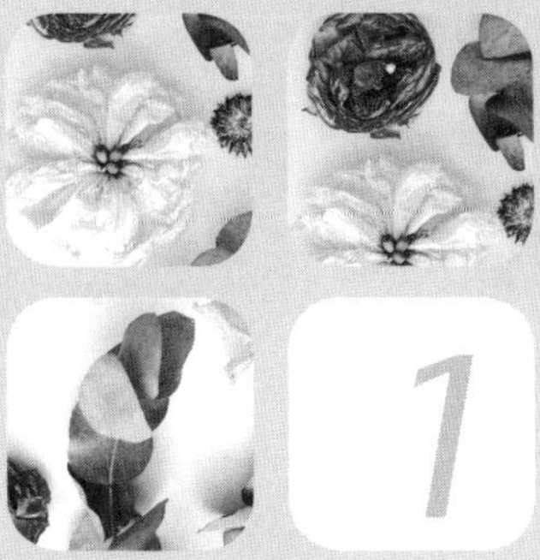

第一篇

顧好健康

老人胖或瘦，哪個比較好？

老人家吃得下、睡得著，就是福氣！

有一回參加壽宴，壽星一百歲，每天早上還去公司上班。他的太太壽婆九十八歲。兩個人身體都很好。壽星瘦，大約只有五十公斤；壽婆胖，可能有七十公斤。一胖一瘦站在台上，畫面很有喜感。

兒子上台演講說：「父母長壽，是子女的福氣。父親自己賺錢，不必我奉養，我不能抱怨。只是父親個子小，當我與父親外出時，常被誤認是兄弟。更慘的是有人硬說我是哥哥，害我不得不去割眼袋！」台下一陣大笑。

壽星致詞答謝時，則這麼告訴大家：「有許多人問我『長壽的祕訣』，我無法回答，因為我生活正常，不抽菸、不喝酒又愛運動，可是我太太生活不正常，抽菸、喝酒、打牌，而且不運動！更稀奇的是，我是瘦子，我太太是胖子。所以，我在這裡要以科學家的精神向大家報告，如果要知道老人胖好？還是瘦好？追蹤我們夫妻倆就知道了！」

言猶在耳，近日卻聽說老夫妻同時得到流感，演變成肺炎！太太住院幾天就恢復了；先生卻住進加護病房，使用呼吸器，折騰了兩個月才出院。醫師的解釋是：丈夫瘦，膽固醇低，平常可能心血管負擔輕，對身體比較好。但罹患了肺炎，身體沒有儲備能源，容易有併發症。

現代社會營養過剩，大家每天得到的都是關於「減肥」的訊息。但是，高齡醫學專家提出了「高齡的肥胖矛盾」說法，建議一般人的體重應該維持正常，避免三高引發的新陳代謝症候群，減少心臟病、糖尿病與中風等疾病的風險。但是高齡者不可隨意減肥，體重稍微肥胖者（ＢＭＩ值在二十三至二十五之間），死亡率較低。醫學上的解釋是：老年人身體虛弱，容易感染或生病，肥胖的人有本錢以對抗疾病，而體重過輕的人平常就營養失調，若稍有風吹草動，很容易被擊垮。

有句俗諺說：「老人吃得下、睡得著，就是福氣！」年輕人怕胖，這也不敢吃，那也不能吃。像東坡肉、漢堡、冰淇淋等等美食，由於味美易嚼，是許多老人的最愛，但是子孫們常以膽固醇太高或影響血糖等理由制止。其實，高齡的人不須太忌口，吃得下盡量吃，稍微偏胖比較長壽！

不靠安眠藥，也能好好睡覺

把焦慮請出大腦，以輕鬆的心情上床。

三十六歲的小朱能寫歌、也能唱歌，在業界小有名氣。他習慣熬夜創作，愈晚，精神愈好。

小朱有失眠的困擾，長期靠吃安眠藥入睡。有一晚，他與朋友在夜店聚會，喝了不少酒，清晨兩點才回家，上床前，習慣性地服了安眠藥。沒想到，清晨四點，朱太太在睡夢中聽到從浴室傳來轟然巨響！她衝進去查看，只見丈夫人倒在浴缸內，左手、左腳掛在浴缸外，不但叫不醒，而且呼吸窘迫。

朱太太趕緊叫救護車送急診，醫師診斷小朱是顱內出血，立刻為他動手術。小朱在術後休養了一年，才能正常上班。

清香與丈夫共同經營金飾店，店裡還兼做黃金買賣，但金價起起落落，讓清香感到壓力很大。她從三十歲開始入睡困難，須服安眠藥，一開始是每晚一顆，漸漸地，增加到每晚五顆。

清香六十歲時，丈夫過世了。清香得了憂鬱症，安眠藥的劑量加倍，每晚須服十顆。

六十三歲時，清香領悟到「靠兒女，不如靠自己」。她想重新開店，卻發現自己白天疲累無神，體重沒變，但肚子胖得像懷孕！她的記憶力與計算能力也減損了，無法靈活地招呼客人。

王先生有睡眠呼吸中止的毛病。有一回他出差，住旅館，同事帶了安眠藥，聽說王先生換床會睡不好，便給了他一顆，王先生沒多考慮就服用了。

隔天，同行的人在大廳等不到王先生，請旅館的人打開房門，發現王先生早已氣絕多時……

林奶奶長期服用安眠藥。家裡的人常常在早上起床時，發現怪異事件：有時是大門在半夜被打開了，有時是冰箱裡的食物無故消失了。兒子熬夜捉小偷，沒想到，捉到的居然是夢遊的母親！

小朱的顱內出血、清香的失智及中廣肥胖、王先生的猝死與林奶奶的夢遊，都與安眠藥有關。台灣的安眠藥使用量每年超過三億顆，濫用狀況高居第三位，僅次於毒品與安非他命。

安眠藥是用來治療睡眠障礙的，一旦濫用，將產生很多副作用，現代人卻把安眠藥當成「方便麵」，容易產生依賴心理。

三十歲那年，我去沙烏地阿拉伯行醫，壓力很大，一天需要六粒強效安眠藥。但回來台灣之後便戒斷了，至今已逾三十年，我每天睡八小時。常有人問我祕訣，我把心得歸納如下：

一、早起運動：每天上班前，運動一小時（例如我是在家踩滑步機）。

二、早餐一杯咖啡：之後不碰任何咖啡因的飲料。

三、作息規律：我習慣晚上十點上床，清早六點起床。

四、讓壓力離開大腦：把心裡的恐懼或擔憂寫下來，分析可能的結局，想好應對的計畫。這個動作可以舒緩焦慮，並且把壓力請出大腦。

五、充分的活動：有人主張午睡可以養生。但我建議有失眠困擾的人，白天不管在任何時間，都不可以閉眼休息。

六、階段性地完成工作：以前在學生時代，我若功課沒寫完，上床會睡不著。現在若有功課，會安排每天階段性地完成，讓自己以寫完功課的心情上床。

七、助眠的活動：以我的經驗來說，學習、傳承、助人、音樂、旅遊與宗教等，都有助於安眠。

八、調時差：從坐上飛機開始，就依照目的地的時間作息，以七分飽、大量運動及閱讀來調時差。

九、說服自己：根據睡眠醫學的文獻，只要白天有精神活動，整晚做夢或偶爾睡不好，並不會影響健康。

其實，睡眠與呼吸一樣，是人類的本能：組織缺氧，呼吸會加快；身體累了，自然會睡著。我們不在乎自己的呼吸次數，又何必每天斤斤計較自己的睡眠時間呢？

四個祕訣，改善健忘現象

對症出招，才能遠離忘東忘西的困擾。

滿妹的丈夫開計程車，在台北市的大街小巷穿梭了三十年。六十二歲時，他開始記不住客人要去哪裡，一趟旅程得問個三、四次，才能開到目的地。有一天，他早上出門後，竟忘了回家的路，被警察送回家。醫師診斷他得了失智症，不適合再開計程車。

滿妹在麵包店上班，算帳、發員工的薪水一向是由老闆娘負責。大約從老闆娘六十五歲左右開始，她晚上算帳時，經常發現帳目不符，便懷疑是有員工偷竊，使得大家上班的氣氛烏煙瘴氣。到了每個月月底該發薪水的時候，老闆娘也經常忘記。有一次經員工提醒之後，她當月卻發了兩次薪水！老闆娘去看醫生，也被診斷是失智症。

滿妹自己也容易忘東忘西的。年輕時看了好幾遍《梁山伯與祝英台》的電影，最近忘記主角的名字，想了一個月，才想起來是凌波和樂蒂。女兒託她星期二去幼兒園接孫子，她早上還記得，傍晚下班後卻直接回家了！另外，她每天早上要吃一顆高血壓藥，但她經常忘了有沒有吃，很害怕自己也得了失智症，去醫院檢查，結果卻正常。

隨著人口老化，失智症患者快速增加，許多人對自己的「忘性」也產生了恐慌。但是，並非每個記不住事情的長者都是得了失智症。

大腦的老化與塞車的高速公路一樣，是一種減緩的現象。由於大腦的容量有限，無法掌握每一件資訊，因此對於大腦功能而言，「忘記」與「記住」同樣重要。

年紀大了，思考或學習比較慢，但是上了年紀的人過去的經驗豐富，人際關係較廣，在判斷情勢或解決複雜問題時，比年輕人厲害。

人類從遠古時期開始，碰到困難就請教族中的長者，其實是有道理的。如果以字典來比喻的話：年輕人是小字典，反應迅速，但是資料有限；長者是大字典，反應比較慢，但是資料豐富。美國失智症協會便解釋說：「每個人都可能忘了車子停在哪裡，但是忘了車子長什麼樣子才該看醫生！」

至於健忘的長者，除了運動、注意營養、照顧心臟血管、終身學習之外，生活上有些小撇步，可以改善「健忘」現象：

一、**建立行程表**：記錄下任務（打電話、付帳）及約會，並且把行程表放在顯眼的地方（主婦可以貼在冰箱門上，手機族的行程還有提醒的效果）。

二、**簡單生活**：步入老年之前，最該做的事是**「斷捨離」**，讓腦中的目錄及存取單純，記憶效果最好。有的人有好幾個皮包，每個皮包裡又有多層夾袋，也難怪整天在找東西。

三、**透明流程**：嬰兒潮的這代人習慣防賊，常在尋找鑰匙；也有人喜歡藏錢、藏珠寶，藏到自己忘記地點！這些遊戲不適合年長者。年紀大的人應該選擇透明的生活流程，把物品放在固定的位置；用完之後，立刻歸位。

四、增強記憶力：一心不二用；反覆回想；把記不得的事與一定記得的事串聯在一起等等，都能增強記憶力。

女人的上圍縮小是時尚趨勢

女人拋棄了「波霸」的觀念，認為乳房能夠做節檢、方便運動比較重要！

國英是一家著名會計師事務所的合夥人，專長是企業購併。她與大家印象中女強人不同的地方是身材豐滿。讀小學時，國英的胸部就明顯發育了，老遭到男生偷瞄。有一回校慶進行大隊接力比賽，同學把棒子交給國英，她接棒後便挺胸往前衝，卻是愈跑愈慢，懊惱的她跑到終點時，發現替她加油的人全帶著詭異的眼神，國英從此不喜歡運動。

婚後，國英生了兩個小孩，豐滿的乳房由於體重增加而更顯壯碩，衣著、生活都有困擾。每當國英抱怨時，丈夫總說：「別人想求都求不到，你該感謝！」國英只能忍耐。

四十五歲時，國英開始出現失眠、心悸、焦慮等等更年期症狀。她的職務必須出差，而這些症狀在出差期間變得更嚴重。有一回，她和同事去健身房，運動流汗之後，身心異常舒坦，國英從此迷上了健身，但她無法容忍自己異常晃動的巨乳。她在五十二歲時決定做縮乳手術，目標是成為C罩杯。

麗香是小學老師。她婚前是A罩杯，產後哺餵母乳，乳房萎縮變成平胸。在丈夫的「暗示」下，她接受了隆乳。丈夫喜歡波霸，要求醫師盡量「做大」，於是麗香成了E罩杯，丈夫很欣賞，出國常買漂亮內衣回來。麗香雖然懷疑自己腰痠背痛與乳房太大有關，但是礙於丈夫迷戀，不敢抱怨。

麗香的妹妹罹患乳癌，死於腦轉移，還有一位同事最近也因乳癌而切除了乳房。麗香警覺自己需要自我檢查，問題是，她的乳房「真的」太少，「假的」太多，這使檢驗腫瘤變得困難！五十八歲那年，她下定決心，把原本裝四百五十CC的E奶，改為一百五十CC的B奶。上圍改小之後，麗香發現健康的自己其實更性感！

國英和麗香不是特殊案例，像她們這樣縮小乳房尺寸的女人日漸增多。好萊塢文化帶來的堅挺巨乳、深邃乳溝已退流行，根據美國美容外科醫學會的統計，隆乳的平均尺寸減小了。而在以往，修正性隆乳多是要求「增大」，近年的主流變成了「改小」，台灣也有類似的統計。

專家的解釋是，過往占最大比例的隆乳人口是戰後嬰兒潮的婦女，她們年輕時受好萊塢文化的影響，認同「波霸才性感」的觀念。但在年過五十歲之後，她們體會到運動、健身與防癌的重要，認為胸部能夠做乳癌篩檢，適合慢跑、健身，比較重要。

乳房過大，不僅使得脊椎的負擔增加，胸罩吊帶也會造成肩膀的壓力，乳房皮膚鬆弛，甚至局部摩擦，使皮膚過敏。何況上圍太大的話，穿衣服會有困擾，不適合跑步，就連訓練上半身肌力也變得困難。

女人的上圍在每個時代有不同的流行。中古世紀，女人的乳房是小而圓、堅而挺；法國路易王朝時代才出現豐滿的乳房。到了二次世界大戰時期，巨乳豐臀的女星照片撫慰了戰場上的孤寂士兵。一九六〇年代曾短暫流行平胸的紙片人，一九九〇年代又重現大胸細腰的時尚。

而如今，女人為自己重新定義「性感」，認為標準身材應為「健康的身體是美麗的縮影」。當代的時尚趨勢是：女人的上圍正在縮小！

熟男熟女來跳舞

跳舞，是最棒的熟齡運動。

我的表姨有混血的遺傳，眼睛大、皮膚白、臉部輪廓立體，是家族裡最漂亮的女孩。但她十七歲時，就因懷孕而不得不嫁給已婚男人當二太太，一朵美豔的鮮花，年紀輕輕就開始了悽慘的人生。

家族講到那個男人，莫不咬牙切齒。男人是教交際舞的，表姨讀高中的時候去學交際舞，認識了他。母親稱他為「舞師」，我聽起來像壞人，會變魔術拐人。母親形容他教舞時，牽女孩的手、摟女孩的腰並貼女人的胸，結論就是：沒學問、沒一技之長，不肯吃苦又好色的男人，才會當「舞師」。

我沒機會學交際舞，應該與表姨事件有關。

大學一年級時，我擔任班代表，依照醫學院的傳統必須辦舞會。我的舞伴是學長王大鈞醫師，但我因為忙著招待、張羅茶水，辦了舞會，卻沒機會跳舞。

大學畢業後，「女外科醫師」的身分繼續與跳舞無緣。但是擔任主治醫師後，常有機會出國，正式的晚宴之後總是舞會。有一回，我有幸與一位我很崇拜的教授鄰座，用餐時向他討教，學習很多；舞會開始時，他邀我跳舞，我應該是喝了酒、膽子壯了，自然起身，隨他步向舞池。

音樂是華爾滋，教授前進、我後退，他後退、我前進。

我自己跳得很得意，教授卻問我：「你平常不跳舞嗎？為什麼全身僵硬，眼睛瞪著鞋子呢？」

接著他又說：「主辦單位的用意應是，剛才的晚餐卡洛里很高，希望大家起身運動，你不用緊張。」

我很尷尬。但教授畢竟是紳士，他優雅地引導，並傳授了我許多舞步。尤其是要轉圈的吉魯巴，讓我那個晚上快樂得轉瘋了！

有一部電影《大家來跳舞》，很能描述我對交際舞的喜愛。男主角李察吉爾因為每日搭電車的偶遇，意外地開始學跳舞。觀眾本以為男主角會發展與舞蹈老師的婚外情，沒想到李察．吉爾卻透過跳舞，重新尋到生活的激情，發現了內心的勇氣與對家庭的深情。

「交際舞」包括：普通交誼舞與國際標準交誼舞（國標舞），國際奧林匹克委員會更已承認國標舞為一種運動。在有「圓舞曲之王」稱號的小約翰．史特勞斯圓舞曲的時代，維也納有同時可容納五萬人跳舞的空間，而當時的維也納人口才二十萬。

至於台灣，在一九八七年解嚴之前，交際舞被限縮在舞廳、酒吧內。嬰兒潮世代，尤其是女性，普遍像我一樣對交際舞認知不足。

「運動可以抗衰老」是已經過研究證實的，而運動包括了：有氧、伸展、肌力與平衡。更有醫學研究顯示，交際舞是很好的熟齡運動！

一般運動如走步機，規律而沒有障礙，只做這類運動的年長者，無法降低摔倒的機率。年紀大的人必須做跨越障礙的運動，才能訓練手腳協調與身體平衡。

跳交際舞的卡洛里消耗量介於散步與快走之間，並且包含了有氧、伸展及平衡的訓練。由於身體左、右邊的動作不同，需要配合舞伴，而且有新舞步要學、舊舞步要記，可以訓練大腦和小腦，還有防跌的效果。更何況一群人跳舞，能夠發展人際關係，預防失智。

考慮台灣的氣候及環境，跳舞是很值得推廣的熟齡運動。

一次只做一件事，人生更開心

一心二用的人，大腦的活動效率反而比較低。

阿義很愛運動，每星期打兩次高爾夫球，與球友進行小比賽，十回比賽有七回贏。

阿義的個子不高、體格也不壯，朋友看他木桿打不遠，都納悶他憑什麼贏。他說：「我贏在專注。打球時，我腦子裡只有小白球，每一洞都先規劃攻略！」

別人擊球要求距離，阿義擊球講究精準。

我曾經在旁邊觀看阿義與球友廝殺。他的擊球距離短，別人打兩桿，他要打三桿，我以為他會輸了，上果嶺時，他的球卻落在旗杆邊，單推桿贏分。

我忍不住問阿義：「上班已經夠操煩了，假日的休閒運動，為什麼還要搞得這麼繃緊神經？」

他回答：「上班和打球，用的是不同的腦細胞。打球時專注，可以讓上班的腦細胞放鬆，得到休息。而且我在打球時，滿心滿腦只有打球，打完球全身是汗，覺得很舒服！」

阿明和阿義是高中同學。考大學時，兩個人都沒考上第一志願的電機系，阿義念化工，畢業後在公司上班，已經當到經理；阿明原本念機械，後來轉入藥學系，畢業後在藥廠當業務。

每個星期六早上，兩人都固定相約打球。

阿明人高馬大，擊球很遠，但是他一下子滑手機，一下子跟桿弟講黃色笑話，若手氣順，成績就ＯＫ，如果一球進樹林救不出來，接下來每洞都打不好，常輸球。

上個月，阿明第一洞「抓鳥」（birdie，「博蒂」，指低於標準桿一桿），他很興奮地手拿記分卡，邊走邊寫，結果因下坡路滑而左腳掌往後翻，小腿腓骨骨折，必須動手術。

幸好，手術順利，他向公司請假兩星期在家休養。

阿義去探病時，阿明見到好友，頻頻拭著淚說：「回想起來，我的人生真是步步錯！大學不應該讀藥學系，畢業後不應該進藥廠……打球時，我也不該一邊走，一邊記分數……腳受了傷，以後跛腳，我做業務的必須靠兩條腿啊！我的前途完了！」

見老友哭，阿義好氣又好笑地說：「常常告訴你做事要專注，你不聽，現在摔跤了，只能專心治療，想那麼多有什麼用呢？人生就像打高爾夫球，每場球有十八洞，一球打歪了，專注救球還能扳回成績。後悔前幾洞用錯球桿或是擔心後九洞打不好，都於事無補。」

所謂「專注」，就是一心不二用。大人要求孩子寫功課專心，自己卻常常分心，在我們生活周遭，一心二用甚至三用、四用的人，比比皆是。

小青是新手媽媽，產假結束後，她恢復上班，但在公司裡，她老覺得耳邊有寶寶的哭聲，忍不住每小時打一次電話回家問寶寶的狀況。

上班時，恍神的她將該發給倫敦的訊息，發給了紐約；客戶的估價單，該賣十八美元的零件，她寫成十二美元。

下班回家後，她一邊餵母奶，一邊想著老闆交代的事忘了處理、公司的應收帳款漏了一筆……

想著想著，猛一回神，發現寶寶早已停止吸吮。小青的衣服罩住寶寶的鼻子，寶寶差點無法呼吸！小青很害怕，自責不是好媽媽，哭了一整晚。

上班想寶寶，下班想公事……產後一年，小青得了重度憂鬱症。

為了避免分心引發危險，許多行業因而訂有「專心條款」，例如飛機飛行在某個高度以下，不可在駕駛艙內聊天。另外，有人以為手持手機才會影響方向盤操作，但美國有報告指出，縱使兩手緊握方向盤，講手機還是會讓駕駛分心，增加肇事率，開車時不可以講手機。

實驗顯示，「學習專注」能使大腦重新建構有效的成功模式。一心二用容易令人緊張，大腦的效率反而低。

專注就是活在當下，不管目前狀況是好是壞，努力生活。學會專注的人，對過去的事情沒有悔恨，對將來的未知不必擔憂，人生可以輕鬆許多。

每天空腹十二個小時，不易老

每天的最後一餐與隔天的第一餐，應相距十二個小時，讓腸胃休息。

小的時候，母親常講一個日本的龍宮童話「浦島太郎」，大意是這樣的：有個心地善良的漁夫浦島太郎，他被大海龜帶到深海龍宮去玩。龍宮裡宛若天堂，浦島太郎不知不覺地待了三年。等他想家，大海龜載他回到岸上時，故里人物景象已全非。

原來，龍宮的「三年」，竟是地上的「三百年」！

龍宮故事告訴我們，生命時鐘有快有慢。

近日的《紐約時報》有一篇報導，正與這方面有關。

美國聖地牙哥沙克學院發表了一項老鼠實驗：有兩組老鼠同樣給高糖、高脂飼料，另一組則餵食正常飼料。

第一組老鼠一天二十四小時都可以進食，三十八週後變胖了，且有新陳代謝疾病（高血壓、高血脂、糖尿病）。

第二組老鼠限制一天只有十二小時可進食，雖然也是高糖、高脂飼料，但老鼠未變肥胖，也沒有罹患新陳代謝疾病。

第三組老鼠餵食正常飼料，一天十二小時進食，與第二組（高糖、高脂、十二小時進食）比較，除了皮下脂肪較少，肥胖或健康指數沒有差異。

進食時間過長造成的肥胖與新陳代謝疾病是可逆的。一天二十四小時進食的老鼠，在實驗中途被改成一天十二小時進食，健康狀況改善了；一天十二小時進食的老鼠，每週有一天被允許二十四小時進食（類似人類週末吃消夜），仍能維持良好健康。

人類的健康狀態由掌管「新陳代謝」的基因主宰，此基因受細胞的「生命時鐘」控制。人類在地球上生活，地球的律動以「一天」為單位，「一天」因為陽光照射出現白天與黑夜，我們便以為細胞的生命時鐘也受陽光影響，每個人的時鐘快慢相同。但是經由這項實驗及其他報告，科學家發現，每個人的細胞生命時鐘的快慢不同，個人的進食時間比陽光還關鍵！

一天中可進食時間愈長，細胞的生命時鐘愈快，使身體變胖、健康變差，易產生新陳代謝疾病。我們知道消夜對身體不好，從這個實驗看來，太早吃早餐或太晚吃晚餐也都不好。理想的第一餐與前天最後一餐之間，應相距十二個小時，也就是每天有十二個小時空腹，讓腸胃休息。

人類的壽命已知是由染色體末端的端粒控制，而所謂細胞的生命時鐘，每個人快慢不同。浦島太郎到了龍宮後，生命時鐘變慢，讓他活到了三百歲。雖然我們無法去龍宮，但只要控制自己的進食時間在十二個小時內，就可以讓生命時鐘變慢，難怪台灣俗諺稱「活多久」叫做「吃多久」，其實很有道理啊！

銀髮族保健，「吃得下」最重要

老化，其實是一種「營養不良」。

大陳與小陳是兄弟。九十二歲的大陳沒什麼積蓄，住在公寓裡；九十歲的小陳則累積了驚人的財富，住的是電梯要刷卡的豪宅。

十年前，兩兄弟幾乎同時間生病。大陳得了直腸癌，手術後，肚子旁裝了人工肛門。小陳心肌梗塞，做心導管手術，放了兩個支架。

大陳的太太過世了，子女都在美國，他只能與菲傭相依為命。小陳的太太健在，子女圍繞身旁，小陳過著茶來伸手、飯來張口的日子。

最近，我去拜訪這兩位親戚。

在富麗堂皇的豪宅內，只見小陳臥在躺椅上，整個人縮小兩個尺寸，大男人體重只剩四十九公斤！我問他怎麼了，他說，醫院檢查除了膽固醇、三酸甘油脂高，一切正常。醫師要他多吃，可是他牙齒不好，硬的咬不動，乾的吞不下，有些食物不好吸收，現在每天最傷腦筋的就是沒有食欲。

兒子、媳婦花心思買了鮑魚、魚翅，切丁之後，用果汁機攪碎，弄成低鹽、低油的軟狀食物。但小陳說吃起來像餵豬的「餿水」，沒胃口。他體重一路下降，體力也日益衰弱。

住在一般公寓的大陳每天外出散步，身體挺直，氣色很好。我問他三餐吃什麼，大陳說，菲傭知道他牙齒不好，菜肉都會切碎、煮爛，搞得像嬰兒食物。幸好，他在偶然間發現喝啤酒會讓自己有食欲，所以他在中餐、晚餐各喝一罐啤酒。他對自己的這個創意感到很得意，告訴我：「啤酒是Liquid Bread（液態麵包）。我年輕時留學德國，發現他們的農人午餐就喝啤酒！」

雖然大陳的身體狀況看起來很好，但我擔心他每天喝啤酒有副作用。回家後，我查書才得知：三百五十ＣＣ的罐裝啤酒約含十八公克酒精，卻只有十二公克的糖，是很好的低卡飲料（一百二十五卡）。啤酒沒有膽固醇、脂肪，但有大量的維生素、纖維及礦物質，人類肝臟每小時能代謝一罐啤酒。如果肝臟健康、沒有痛風，美國老年醫學網站允許男性每天兩罐、女性每天一罐啤酒，但是建議吃過食物再喝啤酒，不可空腹喝酒。

老年醫學研究證實了，老化其實是一種「營養不良」。高齡老人由於患有慢性疾病，飲食常被過分限制，使得他們沒有食欲，或是咬不碎又吞不進，吸收不佳，容易營養不足或不均衡。至於冰淇淋、東坡肉、巧克力，普遍認為對上了年紀的人來說，不是太甜、太鹹就是太油，常被列為禁忌。

其實，飲食控制預防的是多年之後的疾病，高齡老人營養不足卻會有立即性危險！老人能選擇的食物少，飲食規範不妨放寬一些，想吃、愛吃、吃得下，最重要！

輕鬆五招，告別便祕

每天固定排便，肚子輕輕鬆鬆，身體自然沒有負擔！

上了年紀的人容易便祕。根據統計，在老年人中，有四分之一男性、三分之一女性有這個困擾，如果是生病住院的老人，便祕比例更高達四分之三。

正常人是一天解便一至二次或兩天解便一次。以統計學的角度，一週解便少於三次就定義為便祕。便祕並不是老化的正常現象，但老人因為食量減少、飲水減少，牙齒或咀嚼功能不良，食物纖維減少，通過大腸的時間延長，如果再加上多重疾病或多重用藥，更可能便祕。

便祕不但會影響生活品質，也是身體不適的常見原因。尤其長期便祕，糞便受細菌作用而產生甲烷及氫氣，臭屁體積可能高達五公升（五千ＣＣ），不但會使腸子膨脹、腹內壓升高，還會使下腔靜脈迴流受阻，導致內分泌失調、新陳代謝紊亂，難怪台灣俗諺會說「膨肚短命」了！

許多老人習慣吃瀉藥或定期自己灌腸，但以這些方法對抗便祕可能變成一種依賴，且藥物用久了不一定有效。在此提供幾個簡單的方法，有助於輕鬆告別便祕，但如果身體有特殊狀況，必須先與醫師諮商。

一、運動：例如一天走一萬步，運動可以促進腸蠕動。

二、趴睡：趴睡讓小腸受壓蠕動，建議每天趴睡十分鐘。

三、每晚至少空腹八小時：所謂「胃大腸反射」是指食物入胃，促進大腸蠕動。如果常吃零食，「胃大腸反射」會變弱。建議每晚至少空腹八小時，早上起床或早餐後有便意時，在固定時間上廁所。

四、多喝水：水分可以避免糞便乾燥結粒、堵塞腸道。目標是每公斤體重，每小時尿量至少一ＣＣ。

五、多纖維：台灣盛產蔬菜及水果，香蕉、木瓜、地瓜、芒果等，都富含纖維，適合年紀大的人吃。

總之，要養成良好的排便習慣。如能每天固定排便，肚子輕輕鬆鬆，身體自然沒有負擔！

不老的「性」福

愉悅的「性」福，不該受年齡限制。

在美國旅遊時，曾看過一篇雜誌報導各個國家人民的性生活頻率，其中，北歐人最高，義大利、法國等拉丁民族次之，日本人殿後。美國人則是在二十幾歲時，每年一百一十一次；年齡每增加十歲，性生活頻率下降百分之二十，也就是說，年紀大的人性生活頻率很低。

那份統計未提及台灣，但華人長者多道貌岸然、德高望重，想像中應該沒有性生活。然而，我的這個觀念在十年前改變了。

有位六十八歲的球友，妻子已過世，託我替他找伴。我介紹了一個五十二歲的餐廳女老闆。兩人第一次見面就來電，常一起出遊，我以為媒人禮穩賺了，沒想到兩個月之後，球友一個人來找我，他說很遺憾，但是已決定分手，原因是「性生活不合」。

球友說，對方三十歲喪夫，「太久沒用」加上停經，每次都有困難……講了一長串，我還沒聽懂，他居然開口怪我：

「我還很健康，為什麼介紹一個停經的給我？」

我愣在那裡，不知該怎麼回答。

經過那一次的「教育」之後，我發現上了年紀的人分為兩種：「有性」與「無性」，而這二者之間，並非以年齡為界。

一位五十歲的家庭主婦家裡房子很大，有前門及後門，為了防小偷，她和丈夫一人睡前面、一人睡後面，互不干擾。

另一個六十歲的阿嬤，丈夫在高雄，她則替女兒帶孫子住台北。阿嬤說：「老了！沒那種念頭了！」

還有一位六十五歲的阿嬤，她和丈夫同房不同床，當「家人」很久了。

老男人呢？如果「口頭」訪問的話，每個都很行。打高爾夫球的說自己開球又直又遠，推桿神準、一桿進洞。還有個八十歲球友自誇「兩腳走，三腳勇」，讓一旁的四十五歲「年輕」小伙子感嘆：「為什麼我年紀輕輕，卻技不如人？」

我原本以為這些老男人只剩一張嘴，但是幾個例子讓我改觀。某個元旦連假前，有個八十二歲的男人來除眼袋，他在病歷上的「使用藥物欄」填寫：每週用一次威而鋼。另一個七十八歲的老闆做微整形後，問我：「隔天可以做愛嗎？」哇！這些阿公好勇！

正常的性生活可以讓人體各種機能獲得協調，是健康的標誌之一。以往的觀念認為老年人不需要性生活，但是根據報導，在南台灣，六十五至九十六歲（平均七十二歲）的老人，百分之六十一．五仍有性生活，其中，男性占百分之七十一，女性占百分之四十二．九。

性欲受創、受壓制或無法滿足，不但身體受害，也會引發悲觀及失望。

醫學上，對於性事活躍的老年人建議給予肯定與支持，對性有障礙者則提供治療與指導，可見老年人應當保有滿足的性生活。老人主動而積極的性生活，對身心健康、幸福愉悅感來說，都有著不可或缺的重大意義。

常常瞇眼睛，容易長皺紋

不可以把你的眼皮當成眼鏡用！

女人沒有不討厭皺紋的，尤其是早上化妝時，看到臉上又多了一道紋路，一整天心情都不好。百貨公司週年慶賣得最好的化妝品，大半也是除皺。可見皺紋的確是女人的大敵。

除了皺紋，女人也討厭戴眼鏡，似乎是以為戴眼鏡沒有資格當美女。我的門診有許多女人打定主意不戴眼鏡，看遠時拚命抬眉，看近時瞇眼皺眉，把眼皮當成眼鏡用的結果——皺眉紋數條，抬頭紋一堆，魚尾紋整片！

看多了這種情況，讓我忍不住針對四十歲到七十歲有抬頭紋、皺眉紋和魚尾紋的女人，做視力檢查。結果相當恐怖：平均看遠視力〇．二，老花一百五十度，而她們大部分的人沒有自己的眼鏡。

對我這個長年戴著眼鏡的人來說，實在很難想像這樣到底是如何過日子的，因為她們顯然活在一個「霧煞煞」的世界裡，看遠不清楚，看近也不清楚。有人不太好意思地告訴我，常常公車都開到身邊了，她還不知道是幾號。甚至有人煮飯時分不清螞蟻與蒜泥，家人也抱怨菜湯裡有頭髮！

視力不好又不肯戴眼鏡的女人，其實會老得更快，因為抬頭紋會使額頭鬆弛，皺眉紋會使眼尾下垂，瞇眼則使魚尾紋深得像刀刻一樣。

治療的方法，除了做眼皮整形以外，還需要勸病人矯正視力，問題是在我解釋半天之後，這些愛美的女人卻常常回答：「林醫師，你放心好了，我寧願看不清楚，也不會瞇眼。」或是：「林醫師，我戴眼鏡會暈，想吐！」

這種回答讓我想起過往年代的老婆婆，因不識字而無法閱讀，不會騎車，所以無法出遠門。矯正視力與學識字、學騎車一樣，都是一種挑戰，人生不管是黑白或彩色，都必須是清晰的。

因此，如果你真的愛美，又有近視或老花，不管是配副好看的多焦眼鏡或是戴隱形眼鏡，甚至去做雷射手術都行，就是不可以把你的眼皮當成眼鏡用！

定期健康檢查，預防小病變大病

過去我視健康檢查為猛獸，能躲就躲，現在才知道大錯特錯！

從小，我就沒通過任何身體檢查。小學開學時檢查砂眼，我年年沒過（其實我是乾眼）。大學做體檢，我有蛋白尿。擔任台大醫師時做體檢，我有陳舊性肺結核。到馬偕醫院任職後，醫師體檢發現我有支氣管擴張症。

體檢沒過要再複檢，很沒面子，所以後來我自己開業時，便打定主意不再做健康檢查。

我聽過許多體檢故事。有位打高爾夫球的好友一向生龍活虎，做公司體檢時，卻檢查出患了肺腺癌，腫瘤有兩公分大。他立刻動手術，以為早期發現可以根治，怎知追蹤半年後，癌症復發，他必須進行標靶治療、化療、放療……那次體檢之後，他沒再打過半次高爾夫球，三年後過世了。

我的學弟是一位優秀的內科醫師，三十八歲那年，他申請到獎學金出國進修。到了國外做報到體檢時，竟發現血癌已經頭骨轉移，立刻回國治療，於半年之後過世。

外子林芳郁醫師當過台大醫院院長、衛生署長，在接台北榮總院長之前，他做了健檢，確定沒有健康疑慮才敢赴任。講到「養生」話題，他總強調定期做體檢，有些疾病是可以預防的。

我的遺傳裡有強烈的肺癌、大腸癌及中風基因，外子常勸我去做身體檢查，但我總當耳邊風。我結交了一群不做健檢的朋友，主張：「健檢是預防醫學。人過了六十五歲，可以不用健檢了。」我覺得有道理。我們的態度是努力保養，享受人生；不求長壽，但求快死。

在這群朋友之中有一位外科教授，當過醫院院長。他七十歲時出現血便，檢查之後發現是大腸癌合併肝臟轉移，治療方法包括手術、化療與放療。在三年的治療期間，教授飽受折磨，原本大口吃肉的人變得沒食欲了。他說：「成了病人才知道，病人不是人當的。」

最近與教授見面，他指示我務必去做健康檢查。

「如果我定期做體檢，大腸癌可能只是大腸息肉或小腫瘤，可以簡單治療，不會落到今天這種可憐的地步……」

聽了教授的話，原本視健檢為猛獸的我，第一次被打動了！我向醫院預約，接受健康檢查。

過去我鼓吹不做健檢，受我影響的人應該有不少，特寫此文，希望大家改變觀念。

天天動加七分飽，可以抗老化

睡得好，起得早，七分飽，整天忙，活到老。

身為整形外科醫師，為了充實醫學知識，我每年會參加數次國際會議。如果到鄰近國家，開會是很棒的享受；最怕的是到美國或歐洲，開會時間等同台灣半夜，容易打瞌睡。

有一次去瑞士開會，早上是公共議題，下午自由選課，其中有一堂課是「抗衰老」，三小時收費八百美元！我心想，瑞士人討論抗衰老應該很有趣，說不定可以打破我的睡覺紀錄，就咬牙報名了。

還記得講堂在湖邊，屋外陽光滿滿、綠意無限，非常瑞士。講者是一名年輕英俊的帥哥，他一上台就說講義很多，要加快腳步來學習。就在他講述人的體內有多種氧化作用產生自由基，自由基攻擊腦細胞造成老人失智，攻擊皮膚產生皺紋、斑點；細胞染色體帶有自殺訊息，紫外線、壓力等會引發細胞死亡……我在這時睡著了。

好不容易睜開眼睛，只見黑板上畫了一堆曲線，講解三餐定時定量的人胰島素正常，暴飲暴食的人，胰島素曲線忽高忽低，造成細胞阻抗，容易有新陳代謝疾病。我迷迷糊糊地想著「抗衰老怎麼會講到胰島素？」接著又睡著了。

結果三小時的課，我睡了兩個半小時，根本沒注意聽講，當時只覺得抗衰老是門艱深又複雜的學問。

那堂課花了錢卻沒學到東西，回台灣後，我努力地自我鑽研，總算了解：衰老是種自然過程。而抗衰老是抑制、延緩衰老，讓身體在遺傳決定的壽限內，保持較好的智力和體力。

抗衰老，是追求「活得長，老得慢，病得輕，死得快」。

人類歷史上有許多關於抗衰老的故事，可惜大多失敗。例如：秦始皇相信道士的話，認為汞有銀光，是上天的神物，下令煉丹。他應是吃多了「丹」，死於汞中毒。

現今的醫學講究實證，確實能夠抗衰老的，只有「運動」及「七分飽」。有一項針對台灣五十歲以上民眾進行的抗衰老調查發現：百分之七十民眾不做任何措施，百分之二十六的人加減吃補（包括四物、維他命、Q10、綠茶……等），百分之四的人則定期接受胎盤素治療、做血管雷射，以及推拿、氣功、洗血、洗腸等方法，甚至進行幹細胞治療。

醫學已經進步了，知識卻沒有普及，秦始皇派徐福到日本求長生不老藥，現代人仍然在繼續摸索。

關於抗衰老的論述很多，學問很複雜，但實行起來其實很簡單：只要三餐七分飽、每天運動，就有效果了。

別急著趕路，以免人生提早打烊

人生，要看的是「總成績」。

最近聽到許多人中風，故事都很嚇人。

一名三十五歲男子是某大公司的業務經理，一個月在歐洲跑二十八個城市，每天趕飛機、住不同的旅館，與不同的客戶談判、簽約。有一趟出差，他簽到八百多萬美元（合台幣約二億四千五百多萬元）的合約，卻在回到台灣的第二天中風，半身癱瘓！

另一名三十九歲的電子新貴赴夏威夷探視妻小後，搭機在星期一清晨飛回台灣，從機場直接去上班，下了班去跟朋友打麻將、吃消夜。回家睡不到三小時，星期二清晨五點去打高爾夫球，九點上班；當天下了班，有朋友約打撞球，他趕過去，坐在吧檯的高腳椅上，被人發現頭垂下來，臉色發青。救護車緊急將他送去醫院，居然是腦幹中風，變成植物人！

這兩個中風故事的主角都正值壯年，妻子年輕，甚至小孩還沒有滿週歲！人生殘局該怎麼收拾，令人擔心……

據說，他們的檢查結果發現並非先天腦血管異常，也沒有高血壓、高膽固醇及糖尿病等病史，發病的原因是腦血管內膜剝離，形成「動脈瘤」。動脈的內膜就像衣服的襯裡，原本與管壁密合，如果血液滲進內膜將管壁剝離，形成動脈瘤，容易破裂出血。

醫學文獻沒有記載年輕人罹患剝離性動脈瘤中風的原因，這可能與步調緊湊、壓力過大有關。經實驗證實，血壓正常的人如果過勞或熬夜，則血壓會升高，而升高的數值與勞累的程度成正比。

長期生活緊湊，壓力過大，也難怪腦血管會發生剝離性動脈瘤了。

我的父親是開業醫師，在他的時代，醫師的應診時間是每天早、中、晚加上週日的白天，但父親堅持每天工作八小時，週日休診。而且在五十歲之後，他逐步減少工作時間，安排自己學法語、聽音樂、畫圖、寫作、游泳。母親管理診所的帳目，對於父親寧願優閒很不高興，經常嘮叨，但父親說：「醫師看多少病人，是要算總數，不是算年度！」

父親在八十歲時往生，他當醫師看門診一直到他躺下來的前一天為止。對於「急著趕路」的年輕人，我父親的話語值得參考。人生如果提早打烊了，年度的成績如何能與別人的「總成績」比較呢？

休息是健康的保養品

適度的休閒，才能維護健康以及外貌。

飾演「超人」成名的克里斯多夫．李維於二〇〇四年去世，在人世間才活了五十二個年頭。

真實的超人，我無緣得見，但是有一天，我的診所來了個「女超人」。我看她的身分證年齡是四十二歲，但仔細打量起來，似乎比實際年齡老上幾歲。她來看診，是希望我幫她消除魚尾紋和嘴唇周遭的「陽婆婆紋」（藝人陽帆曾在電視節目中搞笑扮演「陽婆婆」一角，刻意在嘴唇上畫了深色皺紋線條）。

跟她聊了一下，發現她的口頭禪是：「我很忙。」

她的事業經營有成，工廠在大陸，有一百多名員工。小孩在美國，老公則留守在台灣，她沾沾自喜地說：「……而且我老公沒有外遇！」語氣裡有著難掩的得意。

由於得應付這麼多的人和事，所以她平均每三天就要坐一次飛機。

「你不僅是超人，還是個空中飛人。」我說。

一個月裡，她有十天待在大陸的工廠裡，因為生意很好要趕著出貨，她幾乎沒有時間休息，一天睡眠時間不超過四個小時，並且就睡在工廠裡。員工都很喜歡她，說她是個認真且能與大家同甘共苦的好老闆。

一個月裡的另外一週，她飛到美國做好媽媽。一到美國，她一分鐘也不浪費，馬上去找老師聊天，了解孩子在學校的情形。而且為了不讓孩子嘲笑、跟孩子有話聊，待在美國的那段時間裡，她還去補習，學習美國的地理、歷史。

我聽到這裡，已然目瞪口呆。

其餘的時間，她則留在台灣。「那你總有時間休息吧？」我好奇地問。

她搖搖頭說：「才沒有呢！」

她的客戶多半在美國，因時差之故，客戶寄來e-mail和訂單都在台北的半夜時分。所以，晚上她睡到一半就要爬起來回客戶的信、打越洋電話談生意。

至於丈夫，女人說：「我一個月至少煮兩次飯給他吃。到目前為止，他還沒有外遇呢！」

對於自己的努力和成就，她感到很滿意，不僅賺了很多錢，照顧好老公，並在美國的良好學區地段置產，讓孩子有很好的學習環境。而且，她還盡力抽空回家看年邁的父母。我讚歎她分身有道。

講到這裡，精明幹練的她不忘回到正題，問我：「我的魚尾紋和陽婆婆紋怎麼辦？」

我只能據實以告：「很難辦。」

我說的是實話。一個人如果太勞累，皮下脂肪會逐漸萎縮、消失，當皮膚變薄了，就容易長魚尾紋。而睡不好的人，生長激素分泌不足，嘴唇周圍便容易乾皺，產生陽婆婆紋。魚尾紋可以打肉毒桿菌、陽婆婆紋可以打玻尿酸治療，可是效果有限。

我問女超人：「你知不知道？當超人是要付出代價的。」

她似懂非懂地看著我。

我勸她：「你有沒有看過人瑞？人瑞多半沒有顯赫成就，正因為平凡，才能活得健康，活得久。」

做超人，確實是要付出代價的。

不坐輪椅，拒絕失智

兩位林媽媽沒有偉大的理論，卻親身示範了最棒的抗衰老宣言！

羅東的林媽媽七十三歲時丈夫過世，一個人住在老家。她清晨在公園練外丹功，平常自己煮飯、打掃、洗衣服，每天的開銷是一百元。

林媽媽懂護理，平常在廟裡幫忙量血壓兼解籤詩。丈夫留給她的財產，她用來提供清寒子弟學費、偏鄉發放白米、孤單老人送餐……子女過年過節給她的紅包也被捐出，子女抱怨時她卻回答：「鄉下可憐的人很多耶！」

林媽媽大眼睛、高鼻子、白皮膚，年輕時是羅東的美女，年紀大了，更顯尊貴而高雅。羅東鎮上人多認識她，常有人說她像觀世音菩薩。

林媽媽喜歡烹飪，喜歡編織，喜歡旅遊。經常單身參加旅遊團，她的腳力很好，走路的行程她往往第一個抵達。

八十五歲時，林媽媽走路會喘，醫師診斷主動脈瓣膜狹窄，心臟肥大，建議縮小活動範圍以及活動尺度。林媽媽在醫師面前乖乖允諾，離開診間樓梯照爬，運動照做。媳婦看她喘得很辛苦，替她找了一部電動輪椅，林媽媽氣得幾天不跟媳婦說話。她認為，被認識的人看到她坐輪椅沒面子，而且腳沒問題，為什麼要坐輪椅?!

不坐輪椅的林媽媽，喘得很厲害，呼吸聲大到搭電梯時，全電梯的人都能聽見。多走幾步路心臟會痛，路程較長時她會搭計程車，短程依然自己慢慢走，照常過她的日子。直到九十歲的一個清晨，在睡夢中安詳往生。

台北的林媽媽日據時代大學畢業，擅長建築與投資，執行力很強。

林媽媽的家族有失智傾向，開始的症狀是懷疑別人偷東西，接著記不住事情，到後來無法自理生活。林媽媽努力預防失智，從年輕就養成按照時鐘生活的習慣。

她了解運動、飲食、學習及用腦可以預防失智。原本打高爾夫球的她，六十五歲才學游泳，每天運動。持續學習，學過英文、日文俳句與美術史等等。她也努力用腦，每天晚上記帳，訓練回想。

林媽媽六十歲發現自己不是在找鑰匙，就是在找珠寶。她重新整理住家，必需品放在明顯的固定位置，貴重物品存保管箱，房間及抽屜不上鎖，衣服、皮包及鞋子減到最少，過著簡單的生活。她七十歲開始容易忘記，買了漂亮的義大利皮包，整天斜背在身上，皮包內放了記事簿，裡面密密麻麻寫了一堆資料。與人約會的時間用紅筆圈起來；待辦事項用大字書寫；連買東西的價錢都有紀錄。

七十七歲丈夫過世後，她的氣喘經常發作。腦筋明顯變差，但她可能博覽群書，加上見多識廣，沒人察覺異樣。八十歲時，我陪她去日本旅遊，她矯正導遊的日本歷史。同團中的年輕太太問她怎麼管丈夫，她回答先管好自己。智慧的談話，同團的人個個讚服。

那時候的她，其實已經失智，住在旅館的一個晚上，我醒來發現她不在床上，四處找尋，她居然坐在樓梯間，抱怨著好累。

旅遊回來一個月後的某個早晨，林媽媽吃完早餐，梳妝完畢，從座椅上摔下來，漂漂亮亮地與世長辭。

我自己是典型戰後嬰兒潮世代的書呆子，小學就惡補，遇事不知變通。即將步入「老年」卻不知道自己能做什麼與該做什麼。文章裡面羅東的林媽媽是我的婆婆；台北的林媽媽是我的母親。最近追述她們的一生，恍然大悟，兩位母親沒有偉大的理論，但是不坐輪椅，拒絕失智，不就是最棒的抗衰老宣言嗎？

老爸的話：「不用功會痴呆。」

「用功」是我父親貫徹了一輩子的人生主張。

我的父親林秋江是外科醫師，之前在台北東門站附近開業，當地許多人對他有印象。最近一位女作家告訴我，她二十年前去看父親，發現七十五歲的父親用電腦在寫作，女作家受父親的刺激，開始學電腦！

父親受日本教育，日文很流利；光復之後學國語，他的國語沒有台灣腔，是那種正宗捲舌的北京腔。他會德語，我小的時候，他教我以德語唱催眠曲，唸《少年維特的煩惱》。

印象中父親很用功，每天看英文報紙，學英文；五十歲學法語之後，以法語寫日記。

父親喜歡中國文學，懂希臘神話，研讀《聖經》。我小的時候調皮搗蛋，不怕母親的竹尺鞭打，最怕父親皺眉說道理，總覺得有這種父親壓力很大！

父親六十歲學打高爾夫球，打入「單差點」；每天游泳，什麼招式都會；七十歲學畫圖，辦過畫展。他並口述出了兩本書，一本是《拿聽診器的哲學家》，一本是《啼笑皆非看外科》，書的執筆者不是他，但是他把書翻成日文版及英文版，另外出書。

父親在八十歲時發現肺腺癌躺下來，不到兩個月離開人世，在這之前他很認真生活，常嚷著：「時間不夠用！」我回娘家看他，他不是在畫圖，就是在寫字，我問他：「那麼認真幹嘛？」他說：「不用功會痴呆耶！」

有關老人失智的研究很多，理論更多，有說是遺傳，有說是食物，讓人不知該做什麼。

最近有人告訴我：我們從小為了考試才念書，長大為了賺錢才做報告，壓力或者獎賞一直是學習的原動力；而老人為什麼會痴呆？因為被允許不必上學、不必工作，也因此容易痴呆！

從這個觀點看來，父親一生主張「用功」是有道理的！

第二篇

滋養心靈

你還有熱情嗎？

為了過更好的人生，無論什麼年紀，都該去尋找熱情。

六十六歲的阿雲與丈夫經營襪子專賣店。阿雲整天都愛碎碎唸：店裡業績下滑，她唸丈夫「不用腦筋」；兒子求職不順，她怪丈夫「遺傳不好」。阿雲開口，錯的永遠是別人。

丈夫趁著假日帶她出遊，路上遇到塞車，阿雲抱怨著：「這麼塞，為什麼要出門？」

到了目的地，阿雲上完廁所，逛沒十分鐘就說：「不好玩，我們回家吧！」

阿雲的生活裡沒有熱情，只有怨懟。

有一回，兒子一家去帛琉玩，邀阿雲同行。兒子的期望不高，只希望母親此行不要有太多抱怨。進行浮潛活動時，教練鼓勵阿雲嘗試。她不會游泳，平常覺得海很深、浪很大，愈看愈怕，但是身穿救生衣、頭戴潛水鏡並嘴咬呼吸管的阿雲，還是被推下了海。剛開始她有點心慌，等到呼吸穩定後，想到自己居然在太平洋浮潛，禁不住心裡偷笑。放眼望去，腳下的海底世界，各種形狀的珊瑚高低起伏，海水在陽光反射下成了寶藍色，更有著她說不出名字的群魚亂舞。

眼前所見令阿雲身、心、靈都感到震撼，從此，她愛上了浮潛。

從帛琉回來之後，阿雲像變了個人似的。她開始學游泳，並且四處浮潛，認識了許多同好。她買的浮潛用品好用又便宜，許多人託她代買，所以襪子店改賣海泳用具。

有了熱情的阿雲，大家再也聽不到她碎碎唸了。

東哥七十四歲，是鎮上的大人物，擁有砂石廠、戲院和百貨店，還開餐廳。東哥年輕的時候，經營的生意都很好，盈餘可觀。然而這些年來，由於小鎮發展觀光，砂石廠歇業了，人口外移，戲院、百貨的營業額也下降了。

東哥的子女都在美國，無意繼承家業。礙於員工需要薪水養家活口，他不好立即結束營業，但是不再投資了，公司暮氣沉沉。

東哥的兒子聽說流行樂壇的知名藝人瑪丹娜要到台灣演唱，機會難得，便買了入場券送給父親。東哥一看票價要一萬六千元，氣得差點心臟病發作！但演唱會當天，他仍乖乖地搭了高鐵，晚上七點半準時到達台北的小巨蛋。

巨星瑪丹娜遲到，十點二十分才出場。四周的觀眾席爆滿，卻沒有人抱怨。東哥估算著將近八千人的座位，一場演唱會可能帶來的收入，對台灣人的忍耐力及消費力印象深刻，心想：「這麼好的市場，我絕對不能錯過！」

瑪丹娜出場了，「女皇駕到」的氣勢，無論音樂、背景、燈光與伴舞都令東哥感動，使他年輕時想要打拚的熱情重新燃起了。

散場時間已超過午夜十二點，在回程的高速公路上，東哥卻絲毫不覺得累。他滿腦子生意經，只希望天快亮，他想要回到鎮上，重新布局。

除了像阿雲和東哥這樣，熱情還可以是教學、帶孫子、做拼布或打高爾夫球。有熱情的人像在談戀愛，白天經常想在一起，晚上滿腦子的思念。像我認識的陳太太九十歲，熱衷唱歌，可以不看歌譜，唱三百首歌。還有黃先生六十歲，喜歡上學，與兒子一起讀研究所。

南非前總統曼德拉說：「如果安於現狀，生命就會失去熱情！」這幾年大家似乎過於強調工作上的熱情，老人不需要工作，因而失去了熱情。但是阿雲和東哥的例子告訴我們，熱情是推動我們前進的動力，讓生活充滿意義、快樂、興奮與期待。

美國名主持人歐普拉則說：「熱情就是能量。專注於令你興奮的事情，你就能感受那股能量。」阿雲在浮潛時找到熱情，東哥在演唱會上找到熱情。為了過更好的人生，無論什麼年紀，都該去尋找熱情。

大多數成功找到熱情的過程都是蜿蜒崎嶇的，有些人甚至是不知不覺遇上的。只有持續不斷的嘗試，才有可能感受到熱情帶來的振奮與喜悅！

規劃自己的「第三樂章」

想要活得精采，不管幾歲開始都不嫌遲。

程醫師是六十九歲的外科醫師。由於對賞鳥有興趣，退休後，他每星期看兩次門診，其餘時間則專心賞鳥。

他的賞鳥，在我看來已到狂熱的程度，為了一種珍奇的鳥，他願意花二十八個小時坐飛機到非洲，出發前打黃熱病疫苗，服用瘧疾藥丸。

別人出國是享受，他則長途跋涉到落後地區住帳篷，在河裡洗澡。而且早上兩點起來等鳥，賞鳥只有五分鐘，卻全身皮膚被不知名的昆蟲叮咬，回到台灣紅腫搔癢了兩個月。皮膚變質、變色，程醫師沒在怕的，一講到賞鳥，他的眼睛就會亮起來。

王教授是台灣血管外科的先驅，罵學生的聲音很大，學生都在背後叫他「雷公」。王教授怕學生成就太高，會爬到他頭上，教學時習慣留一手，帶學生動手術時，關鍵技術也遮遮掩掩的不讓學生學習。團隊裡原本有許多優秀的年輕醫師，在他擔任主任的那十二年中，能幹的被攆走，拍馬屁的被留下來，該院的血管外科漸漸衰敗。

王教授依規定在六十五歲時退休了。離開醫師職位後，他在家裡沒事做，還因為小中風而休養了五年。當他七十歲再出現的時候，居然變了個人！不但定期辦研討會，熱誠教導後進，更稀奇的是還攤開私藏，鉅細靡遺地傳承，並且募款成立基金會，每個月帶年輕醫師赴偏鄉義診。

從前沒人喜歡的王教授，現在變成了「王聖人」，受到大家的尊崇！

五十歲到七十五歲以後，英語中稱為「第三樂章」，這個年齡的人不年輕，但是也不老，做什麼事都不遲。

精采的「第三樂章」有幾個特色：

一、熱情：幾近瘋狂的熱情，程醫師的賞鳥就是個例子。

二、樂趣：中年人為了賺錢，必須工作。但是「第三樂章」的工作不是為了賺錢，因而充滿樂趣！王教授上班的時候有壓力，退休後的工作純粹奉獻，變成一種享受。

三、勇敢：接受變革，不怕失敗。七十歲可以創業；七十五歲可以高空彈跳。

四、學習：這是最重要的課題，不管是新歌、新舞步或新學問，都能讓人快樂。

五、社會服務：任何性質的服務都可以，尤其是指導年輕人、照顧弱勢，最能豐富心靈。

沒有人能停止生命的時鐘，不管你在什麼階段，跳出來思考自己的能量、技術與熱情，愈早規劃人生的「第三樂章」，效果愈好。

快樂與優雅是自己的堅持

年紀大了，以「另一種智慧」來面對人生，日子會比較簡單。

我的外婆九十歲時，拿她的結婚照給我看，上面至少有一百個人合照。外婆說，照片裡的人包括花僮在內，全不在了，她好寂寞。

叔公原本是體育老師，五十歲時出了車禍，結果變成長短腳，走路有些跛跛的。從此他辭了工作，躲在家裡，整天怨東怨西，而且脾氣暴躁，酗酒之後還會翻桌打人！

每次提到家裡的這顆「不定時炸彈」，親戚、朋友們全都搖頭嘆氣。

姑婆很早就守寡，辛苦養大了獨子。兒子不但事業有成，而且幸福成家了，我們都以為姑婆可以安享晚年。但她八十歲之後與媳婦嚴重不和，一次當兒子出國時，她被媳婦送去了安養院。

在安養院裡，她像瘋了似的要見兒子！好不容易盼到兒子回國了，母子倆相擁痛哭，兒子跪求母親原諒，卻終究沒帶她回家。

盼不到回家的姑婆哭瞎了眼睛，在安養院住了七年之後，往生了……

有些長輩變老後很可怕，葉太太卻是完全不同的典型。我是在高爾夫球場認識她的，她打球的姿勢很美，走路夠挺，喜歡穿粉紅色系。

有一回，幾個球友相聚，有人問她：「你怎麼沒有男朋友呢？」

她說：「有啊！我曾經跟一個七十歲的帥哥約會，半夜醒來，發現身旁躺著拿掉了全口假牙的男人，嚇得我從床上摔下來！」

大家都被她逗笑了，我到那時才知道，葉太太已經八十五歲了！

她的丈夫過世了，定居美國的兒女曾經接她去奉養，但她住不習慣，決定回台灣一個人生活。她會開車，一個星期打兩場球。

「那其他的時間，你都做什麼呢？」我問她。

「我事情很多啊！要報稅、要看醫生、要學書法、要玩臉書……很忙耶！」她說。

這麼有活力的老女人，我想她身體應該一級棒。但在淋浴時，發現她身上戴護腰、護肘、護腕、護膝及護踝。

「你怎麼戴這麼多護具啊？」我忍不住問。

她說明：「我從年輕的時候就得了類風濕性關節炎，每天早上起床後，要花一、兩個鐘頭舒展關節。也是為了這個病，所以我一直持續打高爾夫球。」

人類為了生存，天生有趨吉避凶的智慧。我們年輕的時候，以這種智慧追求健康、家庭、財富等等。而當進入老年，身體不免疾病殘缺，周遭環境也常不如人意，如果我們還是堅持完美，容易失望。

這時，我們不妨學習以「另一種智慧」來面對人生，日子會比較簡單。這種智慧，就是所謂認命，珍愛自己；樂觀面對，甚至可以發揮「阿Q精神」，自得其樂。

老人也許會衰弱，也許會被家人拋棄，但是，「快樂」與「優雅」可以是自己的堅持。

盡早學會獨處

獨處不是孤獨，而是一種隨心所欲的生活方式。

一名六十五歲的女性小腿被摩托車的排氣管燙傷，因為有糖尿病、血糖沒控制好，小腿傷口難癒合。她輾轉來到我的診所。我才剛拆掉紗布，她就開始哭泣，站在一旁的兒子大聲說：「醫生都還沒碰你，你就哭。傷口不換藥，怎麼會好呢？」

她的傷口屬於三度灼傷，皮膚全層壞死，需要清創及至少三星期的傷口修護。我一面治療，一面叮囑她：「血糖要控制，營養要補充，小腿的血液循環要注意。」但她只顧著哭。

旁邊的兒子說，媽媽白天一個人在家，不知道她三餐吃什麼，但是發現她一天吃掉一包零食，有時是巧克力、有時是花生。每回去醫院檢查，血糖和膽固醇都大超標，調整處方用藥也沒有改善，還發現有下肢血液循環障礙。

糖尿病患者的下肢傷口癒合困難，我勸她：「除了照顧傷口，你也要控制糖尿病，三餐最好定時、定量。」

結果她一聽，反而哭得更厲害了。她說丈夫早逝，自己在菜市場賣衣服，拉拔三個孩子長大，現在孩子翅膀硬了，一個個離開，她一個人住、一個人吃飯，怎麼煮也不好吃，乾脆不煮，靠電視及零食過日子。

「年輕時，我精力充沛，每天都想早點醒來賺錢。現在卻希望永遠不要醒來，日子太沒意義了。」女人說。

一九四五年至一九六四年出生的「戰後嬰兒潮」世代，常被稱為是「孝順父母的最後一代，被子女棄養的第一代」。這個女人有三個孩子，但他們為自己的生活奔波，沒時間也沒能力陪伴母親，於是母親必須一個人過日子。

「老人獨處」是現代社會的一大問題。老人家重視親情，盼望家人團聚，一旦獨處，容易發生心理障礙，出現緊張、恐慌、焦慮等情緒。醫學研究證實，愈早學會獨處的老人愈長壽，而且生活品質愈好。

獨處不是孤獨。獨處是隨心所欲的生活方式。傳統老人等兒女回家孝順自己，但家人總有離去的一天，工作、同事也不可能常伴身邊，這種心態要調整。獨處的老人擁有更大的自主權，可以拜訪親友，也可以接受探視。

另外，獨處可以讀書、寫字、畫畫、自酌自飲、靜心品茗及唱歌自娛，自己打理自己的生活、照顧自己的健康，鍛鍊心智、勞動身體，其實比較養生。

俗話說，「靠別人不如靠自己」。子孫不管如何孝順，人生到頭來終究要獨自面對。獨處是一種生存技能，最好盡早學習。

雄心壯志放外面，溫柔愛心帶回家

幸福婚姻的祕訣，就是彼此互相疼愛著對方。

我的朋友是單親母親，與兒子相依為命。兒子很貼心，小時候黏著媽媽，媽媽上廁所、洗澡，甚至出門倒垃圾，他都跟在旁邊。開始上學後，回家第一件事就是找媽媽，不管學校發生什麼事、老師教了什麼歌，他都吱吱喳喳地報告個不停。一直到念了大學，甚至上班，媽媽都是他的支柱。

做母親的曾經擔心兒子過分「戀母」，當兒子交到女朋友時，媽媽很高興。她說：「兒子是媽媽的情人，兒子長大了，我很樂於把情人交給情敵。希望兒子建立幸福的家庭，我這個做媽媽的才能規劃老後的生活。」

兒子的婚禮日子定了，新娘的父親交遊廣闊，希望在婚禮上致詞，並邀請男方主婚人也致詞。我的朋友嚇得好幾天失眠，她說沒看過女主婚人致詞的！為了鼓勵她，我和她分享了當年自己在兒子婚禮上的致詞：

我參加過無數次的婚禮，沒有看過女主婚人上台致詞。每回喝完喜酒回家，我總忿忿不平，兒女明明是母親拉拔長大，但在婚禮上，女人卻沒有說話的餘地。兒子上小學時就安慰我，他結婚一定讓我上台，而且想講多久就多久！今天我能夠站在講台上，首先要感謝我的兒子。

兒子從小體貼，我卻不是好媽媽。他出生時，我在急診室值班，為了急救病人，害他早產了三十五天；他成長的階段，恰是我的事業最忙碌的時候，經常早上六點出門，晚上一點回家。

有天晚上打開兒子聯絡簿，發現隔天上學要帶一條鬥魚。我開著車子在台北四處找，找不到二十四小時營業的水族館。最後，發現一家酒吧，水族箱裡有鬥魚。我問老闆要喝多少啤酒，才能換一隻鬥魚。後來老闆可憐我，給了我一隻。

這麼多年來，今天是第一次告訴兒子，當年那尾鬥魚其實是啤酒換來的。

兒子小的時候抱怨：「最需要的時候，找不到媽咪！」他與他的妹妹常說要登報聲明媽咪作廢，再要求外婆補發。因此我第一次看到今天的新娘，就覺得上帝應允了兒子的禱告。今天新娘美麗的容貌及姣好的身材大家有目共睹，難得的是她除了聰敏、智慧之外，還有她的年齡罕見的貼心與耐心。

不過我要提醒兒子，不要因為娶到美嬌娘就太高興，你的父親常說：「結婚後，太太的容貌，先生要負責。」只有幸福的婚姻才能替太太的美麗加分。未來的日子，在座所有的賓客都將以這個標準來檢視你的努力。

講到這裡，我想告訴親家不要擔心。我的兒子姓林，這個「林」來自雙方父母，兩個林家的男人向來有「惜某，驚某」（疼太太，怕太太）的傳統。

有個週日上午，我和先生在家裡。我心情不好，很想找人吵架，就故意去惹他、找他麻煩，但他沒什麼反應。後來，我就改變策略，不停地碎碎唸，什麼都拿來講，就這樣一直唸到下午。結果他不但臉色依然溫和，還講笑話給我聽。

到了晚上，我的氣消了，想想自己這樣整他一天，有點不好意思，問他煩不煩？他竟反過來安慰我說，他的志向是「懷著理想，充實自己，努力實踐」，這樣外面的人都會聽他的號召。回到家裡，雖然聽太太的，但是只有聽一個人的話，沒有關係。

親愛的兒子，父親的ＤＮＡ就在你的身體裡面，媽咪希望你把壯志、雄心用在外面打拚事業，把溫柔、愛心帶回家裡，與新娘手牽手，一起迎向未來。

媽咪祝福你們！

有心事就說出來

把心事說出來，是讓心情放鬆的重點！

陳爺爺八十四歲，陳奶奶七十一歲。陳爺爺在年輕時被叫帥哥，很是英俊挺拔。自軍官職位退伍之後，他在榮民體系工作，習慣了軍隊不洩露機密的規定，平常沉默寡言。

這幾年，陳爺爺的牙齒少了好幾顆，做了假牙，卻戴不習慣。牙齦萎縮，臉頰失去支撐而鬆弛瘦削，剩下來的幾顆牙由於牙周病，牙根暴露，牙齒變長，張嘴時非常難看。爺爺對於自己變成這副德性無法接受，不太敢照鏡子。

陳家有一子一女，都已結婚，兒子是電腦工程師，女兒是會計師。這幾年，由於公司在大陸設廠，兒子、女兒都必須到大陸出差，回家的次數少了，陳爺爺幾乎沒有說話的對象。他不喜歡自己的外形，並且發現妻子好像也不喜歡，兩個人吃飯時，以往盯著他看的妻子現在卻老盯著電視，目光故意躲開他。

而且，陳奶奶整天往外跑，爺爺守著家裡等到心慌。他想：「老婆小自己十三歲，當年就是看上穿軍裝的我夠帥才下嫁，現在會不會嫌棄我了？」

陳奶奶每回出門，他就擔心妻子是離家出走。這種生活過了半年之後，陳爺爺無法忍受了。他藏了二十顆安眠藥，自己吞了十顆，也在妻子的晚餐裡加了十顆，打算帶著她自殺！

幸好，安眠藥的劑量不強，兩人睡了一天一夜醒來，沒死的陳爺爺很激動，抱著妻子痛哭。陳奶奶說：「你怎麼不說出來呢？在一起這麼久了，我怎麼會嫌棄你呢？我們這區要蓋捷運，房子被規劃為出口，會被拆除。你年紀大，我怕你煩惱，不敢讓你知道，所以我盯著電視聽消息，出門參加住戶自救會討賠償。你怎麼會胡思亂想呢？」

老人家由於體力、視力、聽力等能力下降，資訊與別人不對等，常發生誤會，以為別人在說壞話、在設計自己。如果心裡的狐疑不說出來，把心事藏在心裡，愈想愈嚴重，個性會變成孤僻。同時隱藏心事，得不到別人的意見，也無從判斷自己想法是否正確，心理壓力會愈來愈沉重。喜事沒人恭喜，快樂減半；煩惱沒人分擔，憂愁加倍！

心事該向誰傾訴呢？可以找親朋好友，或者學電影《阿甘正傳》的主角找候車時的陌生人。如果實在找不到人，也有專業的諮商輔導機構。

把心事說出來，是讓心情放鬆的重點！

老人一點都不笨

老人的智慧是一本繁複的大字典。

十八歲的小林是日本料理店的學徒，師傅是六十歲的阿國。料理店原本生意很好，但阿國堅持不變菜單、不改裝潢，客人日漸減少。小林上網搜尋，發現創意與行銷是現代餐廳的重要元素，便利用午休時間教阿國上網。

阿國手握滑鼠，不是點不進螢幕，就是無法拖曳，費了好久才學會開機、關機。學習中文輸入時，阿國打起注音符號錯亂，常找不到字。看著阿國學習，小林忍不住心想：「老了會變笨。老實在可怕。」

小林的左手腕長了十塊錢大小的紅色凸起，不癢不痛。他看了很多醫師，有的說是濕疹、有的說是蟹足腫。塗了許多藥膏，症狀時好時壞。就這麼拖了半年，有一天阿國看不下去，硬帶著他去治療。小林一進門，瞄到醫師的執照寫著民國三十九年出生，心想：「哇塞！比阿國師傅還老。醫生打電腦如果像阿國，會不會開錯藥？」他很想開溜。

進了診察室，老醫師看診的方法果然獨到。小林要求看皮膚，老醫師不但檢查皮膚，還比較小林的雙手，發現左手腕較腫，照超音波查到軟組織有液體，抽液體做培養之後，確定是「類分枝桿菌感染」。老醫師開了口服藥，小林吃一個月，左手腕皮膚就完全恢復了！

小林很佩服老醫師，上臉書想替他按讚，但老醫師居然沒經營臉書。小林這下困擾了，老醫師是笨？還是不笨呢？

「老人失智」的問題一再被強調，年輕人很容易把「老」與「笨」連在一起。然而研究發現，人類學習的速度在青少年達到高峰，之後一路下降；老人學習較慢，因為他們的「知識倉庫」較大，但是學習效果和年輕人是一樣的。

以字典比喻，年輕人是一本簡潔的小字典，老人是一本繁複的大字典。碰到問題時，小字典迅速地簡單給予解答；大字典查詢較慢，但是解釋較清楚，能夠回答的問題較廣。心理科學專家的研究，年紀大的人在「猜別人想什麼」或是「處理複雜問題」時，勝過年輕人。

《聖經》中記載所羅門王的智慧，兩位母親帶著一個男嬰，請求所羅門王裁決誰才是真正的母親。所羅門王建議將孩子劈為兩半平分，真正的母親說她願意放棄，另一位則說：「孩子不歸我也不歸她，把他劈了吧！」所羅門王便宣布，願意放棄的女人才是真正的母親。所羅門王表現的，正是老人的智慧！

最後的成績單

評分標準是「幫助別人成為更好的人」。

表哥念大學時，愛上了我的同學。

這個同學是我們班的班花，瓜子臉、笑咪咪的眼睛，一頭長髮梳成公主頭，不管男女都說她漂亮。兩人交往了四年，整天膩在一起。

表哥大學畢業時，想與班花同學結婚，但姑丈堅決反對，我的同學因而離開台灣，赴日本留學。後來，她嫁給了日本人，表哥傷心欲絕，頹廢了一陣子才娶了父母安排的對象。

對於這段戀情，表哥從未忘懷，每回見了我，總要偷偷探詢同學的近況。

畢業十年後左右吧，我們一起旅遊，有個晚上在日本北海道的函館住宿，洗了溫泉、喝了啤酒，大夥兒在大廳聊天，山腳下函館的夜景燈光閃爍，我一時「說溜嘴」告訴表哥，山腳下某一盞燈，就是同學的家。

表哥慌慌張張地想出門去探看，沒注意到前方的玻璃門，當場撞破了額頭流血，他的用情之深讓我印象深刻。

畢業三十年之後吧，一天下午，表哥神祕兮兮地到我辦公室找我，告訴我，他很困擾。原來是我同學搬回台灣，表哥與她約在餐廳見面了。

他說，我同學只有名字沒變，整個人都變了！

他記憶中愛笑、愛哭的美人，變成了一個嚴峻又冷酷的歐巴桑，而且談論的話題全是她自己的病痛。他在見面前的熱情，一瞬間煙消雲散。

飯後，表哥送她去搭車，過十字路口時秒數緊湊，表哥坦白告訴我，他連牽她手的興致都沒了。

被人嫌棄是所有老人的夢魘！依我的觀察，年輕人嫌棄老人的原因分別是：

一、特殊味道。

二、外貌醜惡。

三、動作慢。

四、囉嗦。

五、愛計較。

六、太節儉。

什麼年齡會被嫌老？沒有一定的數字。歡場上班的女人，二十五歲就被嫌老。但是主持人張小燕年齡是「法定老人」，收視率卻長紅；「正牌老人」台積電的張忠謀董事長，員工對他愛戴加感恩。可見，年齡不是被嫌棄的主因。

哈佛商學院教授克雷頓．克里斯汀生在一場演講中提到「你要如何衡量你的人生」。他說，有一天當我們到達人生終點，需要繳交成績單時，「幫助別人成為更好的人」才是評分的標準。

老人會被嫌棄，是由於許多上了年紀的人只關心自己，把衰老當成自私的藉口，以節儉、計較來掩飾對別人的不關心。

如果我們學習台東陳樹菊的精神，一生捐款助人，別人只會希望我們長壽，怎麼會嫌棄我們年紀大呢？

老不老，不是看年齡

只要身心健康，年紀再大也不算衰老。

陳家有兩個姊妹：大姊八十歲，從小活躍外向；二姊七十歲，從小內向，容易鑽牛角尖。

大姊雖然早年喪夫，但很堅強，獨立過活，一星期打三次網球、跳兩次國標舞，還在社區大學修歷史課程。她的身材維持得很好，儀態挺拔、穿著時髦，從背面看會讓人誤以為是正妹。

她與兒子同住，但兒子不喜歡媽媽打扮得太年輕，常唸她：「什麼年齡就該有那個年齡的樣子！」她只好把一些誇張的耳環、髮飾和配件藏在皮包裡，出了門才戴。最近她還偷偷做了拉臉手術。有一天吃早餐時，兒子發現媽媽「變臉」了，氣得說她一定謊報年齡，不然醫師怎麼敢替八十歲的人動手術?!

而陳家二姊，因為先生在外面有小三，讓她得了憂鬱症，整天不是躺在床上，就是呆坐在沙發上。

這兩年，她變得行動遲緩，上廁所時自己無法穿脫衣服，白天睡覺、晚上清醒。兒子和媳婦來看她，她還問他們是否沒付管理費，否則為什麼社區警衛不讓她出門？

陳家二姊這陣子吃東西容易嗆到，還曾經因吸入性肺炎住院。兒子認為媽媽缺太多顆牙了，如果她願意植牙，將有助於咀嚼，也能增加食欲、補充營養，健康應該會改善。但是安排她到醫院做了檢查後，醫師說她高齡且失能又失智，動植牙手術有風險，也可能會有併發症，請家屬好好考慮。

為什麼八十歲可以拉臉，七十歲卻不適合植牙呢？

傳統觀念認為高齡者不適合動手術，但現在壽命延長了，高齡不等於衰老。

臨床檢測衰老程度除了身體檢查，還有其他測試，例如：

一、握力：可反映總體肌肉力量。肌少症的人握力會降低，而已知肌少症是衰老的重要原因。

二、走路速度：反映了活力、運動控制及協調性，因為走路需要多個身體系統運作，包括心血管、神經、骨骼、肌肉與血流。所謂「衰老」指的是彎腰駝背、移動緩慢的老人。

三、認知功能：反映大腦老化程度。

四、視力、聽力：測試感官功能。

以上測試可以評估高齡者是否衰老或失能、失智。陳家大姊雖然年齡較大，但身心健康；陳家二姊雖然年齡較小，反有衰老與失能、失智現象，醫療適應症當然有差別。

體悟人生，年紀愈大愈快樂

我們要努力地活著，因為人的快樂指數，八十五歲時才會達到最高峰。

阿凱在鄉下開租書店。他年輕時以「脾氣壞」出名，小朋友來租書，若租漫畫書，他嫌沒長大；租文藝書，他說沒出息；租武俠書，他又說是要當流氓。小朋友如果還嘴，他還會追到店外罵人。

阿凱有四個孩子。全家一起吃飯時，他經常碎碎唸，不是嫌太太的廚藝、怪米飯沒煮透，就是唸白帶魚太小尾、空心菜太老，還會責怪四個孩子不肯好好念書，讓他失望，甚至曾用皮帶鞭打小孩，之後還要他們面壁罰站。

一星期他總有幾個晚上喝醉，醉了之後，就站在馬路上罵鎮長，更醉時還會嚎啕大哭。

阿凱六十歲時，我去看他，也許是臉上的老花眼鏡讓他看起來變和善了，他變得很會招呼人。有小孩到店裡要租一本放在高架上的書，他耐心地爬上爬下，還要小孩確認拿的書是否正確。

我問他：「為什麼你脾氣變好了？」

他說：「年紀大了！」

阿凱七十五歲時，他的孫子要割雙眼皮，他陪著一起來找我。他的氣色比年輕時還要好。我替孫子檢查時，他還跟孫子說：「阿公是看著林醫師長大的，你要割雙眼皮，她會多送你一摺變三眼皮。」我被他逗笑了，回說：「三摺太少，打五摺變五線譜好了。」阿凱聽了哈哈大笑。

我和阿凱聊到以前對他的印象，他說：「我年輕時太ㄍㄧㄥ了，凡事只往一個方向想。現在放鬆，知道如何讓自己和別人快樂了。」這正是所謂的「做爸爸比較凶，做阿公沒脾氣」。

根據統計，人在二十歲左右最快樂，之後快樂指數下跌，五十歲時到達谷底；再之後隨著年紀增長，快樂指數又增加，到八十五歲時達到最高峰。醫學文獻指出老人比較快樂，與他們的腦部變化有關，但也與老人累積了人生經驗後的體悟有關。這些體會包括：

一、人生的多面向：老人見多識廣，知道世界一直在變，能夠從各個角度看事情，包容不同的意見。

二、事情沒那麼嚴重：老人累積經驗，知道無論多大的挫折總會過去，不會為了小事而焦慮。

三、自得其樂：快樂與健康都是經驗的累積，老人學到了如何讓自己快樂。

四、認清事實：五十而知天命。上了年紀的人對於生活有務實的期望，容易得到快樂。

老妻少夫，年齡不是距離

老妻成熟風趣又有女人味，能舒緩男人內心的壓抑與封閉。

有個六十歲的女人守寡十五年後，認識了一個五十歲的男人，兩人交往三年，雙方很契合，男人向女人求婚了。

怎料一宣布，周遭的人全反對！「為了男人好」的理由是：男人才五十歲，要娶也該娶「年輕」妻子，帶出門較風光，以後老了也有人服侍。「為了女人好」的理由則是：女人六十歲了，交交朋友、見見面就好，不必結婚，而且女方經濟較好，怎知男方不是貪圖她財產呢？

故事中的女主角來問我的意見，我想起了兩個病人的故事。

麗英在第一次婚姻中生了兩個小孩，後來離婚了。四十歲時，她遇到了二十五歲的年輕男人，對方苦苦追求，她心想自己沒什麼好損失的，便帶著兩個小孩再嫁，結婚後又生了兩個小孩，四個都是兒子。

四個小孩健康長大，丈夫也很陽光，在公家機關任職，做到重要局處首長。麗英覺得自己很幸福。她六十五歲時找我拉臉，由於她努力維持身材，很少人知道他們是老妻少夫。

文珠個子不高、骨架算小的，她四十二歲時嫁給了當時二十四歲的丈夫。丈夫是芬蘭人，很高大，文珠愛搞怪，外形時髦又新潮，婆家沒人知道她的年齡。有一回，婆婆看到她護照上的出生日期，好心告訴她：「上面的年分寫錯了。」聰明的文珠告訴婆婆：「台灣用的是中華民國紀元，與西元不同。」婆婆居然就被她蒙混過去了！

可能是丈夫年輕，文珠婚後也過著年輕人的生活。她六十八歲時來隆乳，對我說：「林醫師，我要年輕到一百歲！」

麗英與文珠停經後都使用女性荷爾蒙，兩人都有愉悅的夫妻生活。

台灣有句俗諺：「娶某大姐，坐金交椅。」根據主計處的調查，近年來，國內「女大男小」的比例占新婚人口的百分之十三．六五，差距最大的是三十歲。知名藝人大S就比丈夫汪小菲大五歲，王菲則比謝霆鋒大十一歲。

社會風氣愈來愈開放，老妻少夫也會愈來愈常見。一般以為，有漂亮臉蛋、公主性格的年輕女孩是理想的新娘，但在美國和日本，「老妻少夫」的情形愈來愈普遍，老妻經濟獨立、成熟風趣又有女人味，能舒緩男人內心的壓抑與封閉。

醫學進步，外表可以整形，身材可以鍛鍊，健康可以保養——年齡，不應該是阻擋婚姻的高牆。

我愛老朋友，也交新朋友

老人除了老朋友以外，也要結交年輕的新朋友。

每年的教師節，我都會固定去探訪教我外科學的老師們，他們都已經超過八十歲了。

A老師的話題是，今年的同學會誰走了、誰眼睛瞎了、誰走不動拿枴杖了。但一旁的外傭說，老師沒朋友、不出門也不愛說話，那個星期只見了我一人。

B老師聽力不好，但不肯戴助聽器。他一個人在家，我與他大聲嚷了十分鐘，發現他根本不知道我說什麼，我也不知道他想說什麼，只好告辭。

C老師當過外科部主任，綽號「綠臉」，翻臉跟翻書一樣。退休之後，他的性格變得和善，很容易相處。他持續在大學兼課，也參加太極拳社、高爾夫球隊等。他教我：「要結交年紀比自己小的朋友，一方面跟得上時代，另方面不必參加他的告別式。」

D老師及師母則是請大學生到家裡當家教，學習新聞、戲劇、體育、歷史及音樂，家教除了來家裡上課，還可以陪看電影、陪運動與陪聽音樂會。老師說，同一部電影經過本科系的學生解說，欣賞的感受就是不同。這些學生畢業後如果留在台北，也會經常來探訪老師；若是回鄉服務，老師與師母就去找他們，所以老師有許多朋友。

老人不必上學、不用上班，容易孤獨，甚至自閉。英國作家暨哲學家培根說：「缺乏真正的朋友，是最純粹、最可憐的孤獨，沒有友誼，則斯世不過是一片片荒野。」波蘭著名詩人亞當．密茨凱維奇寫道：「友誼、活躍和青春的歌聲，會減輕我們的痛苦！」日本宗教家暨作家池田大作則說：「撇開友誼，無法談青春，因為友誼是點綴青春最美的花朵。」

每個人都需要朋友，老友與老康（老人的健康）、老伴、老本、老居及老趣並列。從字面上看，「老友」是交往很久的朋友，但現在的人長壽，如果只有過去的朋友，老了可能經常接訃聞，也可能認識的人全走了。因此，上了年紀的人除了要有「老友」，還要交「新朋友」，尤其是年輕的朋友！

老人也需要愛情

如果我們想要愛，八十歲也不算晚！

我小的時候，希望長大能嫁給表舅，他的個子高而挺拔，樣子很像電影《羅馬假期》裡的葛雷哥萊·畢克。

當時是二次世界大戰末期，表舅的哥哥不幸戰死了，留下懷孕的未婚妻。在日本念大學的表舅原已有個要好的女友，但在父母要求下，他回台灣娶了哥哥的未婚妻。表舅與表舅媽只有一個兒子，結婚數十年，家庭美滿，有三個孫子。

表舅媽六十歲時，因血癌過世了，表舅自此孤身一人。有一天，我們聽說七十歲的表舅離家出走與人「私奔」，娶了新表舅媽！

第二個表舅媽是當時的名媛，本身是婦產科醫師，並當過校長。她在回憶錄裡描述了表舅去找她那一天的情景：

「悶熱的七月，求診的病人很多，那天中午下了場大雨，治療室突然變冷清。傍晚時分，門鈴響了，我走過花園去開門，站在那裡的人，我以為來世才能相見了……」

表舅的兒子反對父親再娶，並且宣稱他沒有這種父親。然而，表舅放棄所有的財產，表舅媽也放棄行醫，兩人到美國結婚了。我曾經去拜訪他們，當時表舅九十歲了，仍然能開車載我們出門。

很難想像，表舅如果沒有去按門鈴，兩人如果沒有私奔，他們的人生會有什麼樣的發展！

在華人的文化裡，老人不追求、也不需要愛情，偶爾有例外的會被叫做「老不修」，不太光榮。

不過，有心理學家把六十歲的人與四十歲的人相比，發現年長的人比年輕人更期待浪漫的愛情，他們的性衝動較少，對於愛情具備更成熟而溫和的看法。

老人如果沒了老伴，不管是獨居或子孫滿堂，都常會受孤獨侵襲。但是子女往往為了房產、名分等因素，反對老人的戀情。其實戀愛可以改善情緒、提高體能，根據美國的報告指出，安養院裡得了失智症的老人，也可能因為談戀愛而減輕症狀。

難怪日本作家渡邊淳一說：如果我們想要愛，八十歲也不算晚！

沒有時間吵架了

老夫老妻，還是適合坐著搖椅慢慢聊……

趙詠華有一首歌〈最浪漫的事〉，是這麼唱的：

「我能想到最浪漫的事，就是和你一起慢慢變老；一路上收藏點點滴滴的歡笑，留到以後坐著搖椅慢慢聊……」（作詞：姚若龍）

這首歌描繪老夫老妻相偎相依，令人羨慕。而實際情形呢？恩愛的老夫老妻很多，只是擦槍走火的也不少。尹先生和尹太太就鬧得雞犬不寧。

尹先生七十四歲，從軍人退伍後創業，有間小公司。尹太太是家庭主婦。夫妻兩人與那個時代所有人一樣，吃了許多苦頭，才有今天。

兩年前，尹先生因為心肌梗塞，心臟裝了三個支架。一年前，他患了胰臟炎合併敗血症，鬼門關前走了一遭，出院以後，像變了個人似的，生活習慣改變，而且愛上運動。

他在高爾夫球練習場認識了一位四十三歲的女教練，每天一起打球。因為覺得女教練姿勢很好，便花錢替她製作錄影帶，讓她出國比賽，還找公關替她打知名度。

尹太太知道以後，去練習場嗆聲，尹先生很不高興，於是離家出走，自己在外租屋。原本說好氣消了就回家，哪知道有一天，尹太太去打掃時，發現丈夫弄了一排「犀利士」的壯陽藥，還每天服一粒！

這下不得了，尹太太哭哭啼啼，四處告狀。

結果，夫妻倆來找我。尹先生說，「犀利士」是泌尿科醫師開給他治療攝護腺毛病的，低劑量，每天一粒，但尹太太不相信。兩人在我面前繼續爭執不休。

我問尹先生：「既然是女教練，就讓尹太太也去跟她學吧！」

尹先生說：「我一直叫她運動，她怕曬，不肯啊！」

我告訴尹太太：「尹先生的心血管有問題，你這樣吵，不怕他再發作啊？」

尹太太沒出聲。

根據美國的報告，經常口角的夫妻，冠狀動脈鈣化程度較高，容易早走。

尹先生七十四歲了，而台灣男人的平均壽命是七十七．一歲。老夫老妻適合坐著搖椅慢慢聊，沒時間吵架了！

第三篇

擁抱美麗

我的瘦身祕密

我個人的經驗是，想要減肥，「控制進食」比運動更有效。

如果各位了解我控制體重的動機，一定會覺得很好笑。這個故事，要從我的節儉說起。

我是典型的戰後嬰兒潮世代，珍惜資源、不隨便丟棄物品。大約在二十五年前吧，丈夫出國開會時，買了一套淺藍色的套裝給我。我試穿了之後發現內搭及外套可以穿，但是裙子拉不上來更扣不起來，就算請人把腰圍、臀圍都放大，也塞不下。

丈夫是很有自信的人，常誇口說他只要摸過就猜得出尺寸，並說他去買套裝時，專櫃小姐聽說是要送給太太的，都很羨慕。

我不敢告訴丈夫他買的衣服我穿不下。當時我的體重五十九公斤，我開始每天快走兩個鐘頭加中餐少吃，控制體重，也固定運動。半年後瘦成了五十一公斤，果然成功穿上了那套淺藍色套裝！丈夫的眼光不是蓋的，他買的衣服，大家都說好看。

那段時期，我的人生很亂：丈夫是心臟外科醫師，早出晚歸，半夜還會被叫去加護病房；兒子叛逆，整天出狀況；女兒堅持電視才是她的媽媽。我的生活沒有著力點，開始以控制體重當作自我挑戰，每天站到磅秤上看固定數字，變成了我的快樂。

這時，我注意到不運動、而且腰圍愈來愈大的丈夫。他救活了許多瀕死的人，也教病人養生，但他自認為永遠是醫師，不可能生病。

他不運動，出門第一件事是叫計程車。他的三餐不定時，而且不定量，喜歡吃肉，名言是「無肉令人俗」，桌上只要是肉，全部掃光光。晚上赴加護病房巡視完後回到家，冰箱裡的肉，哪怕是一整隻雞，只要是熟的全部會被啃光！

眼看丈夫的腰圍愈來愈大，我提醒他要注意，他卻回答我：「肚大能容！」「君子不重則不威。」「賢明的帝王多是虎背熊腰。」他比結婚時胖了十公斤。

後來，丈夫短暫擔任衛生署長，不適合當官的他，四個月瘦了六公斤。卸下重擔的時候，他說自己是付出了很大的代價才瘦身的，希望能保持成果。

家裡的餐桌上原本是四菜一湯：兩樣肉，兩樣菜。丈夫吃肉、我吃菜，我們捨不得丟，盤盤見底，結果經常吃過量。為了控制總量，家裡改成吃便當，內容是五穀米，兩菜一肉，七分飽，我們得以維持固定體重。

我注意便當的分量，丈夫注意內容（一定要有肉），吃下的便當精緻又可口。偶爾上館子或逛夜市時，吃便當的訓練使得腸胃容量固定，自己能夠節制。

這幾年，關於減肥、瘦身的建議多是強調「運動」。但是有些人拚命運動卻無法減肥，容易有挫折感。我個人的經驗是，想要減肥，「控制進食」比運動更有效。

喝一杯七百ＣＣ的泡沫紅茶等於二百三十二大卡，體重六十公斤的人，必須快走五十三分鐘才能消耗；如果是喝七百ＣＣ的珍珠奶茶，攝取了五百五十大卡的熱量，則須快走一百二十五分鐘。更別提一般人多半不可能每天長時間運動，相對而言，不喝珍珠奶茶或是泡沫紅茶則比較簡單。

不過，單純考量體重，控制飲食的確是較便捷的方法，我的建議是：

一、三餐定時定量：以裝便當的方式控制菜色及總量。

二、三餐之間：不吃任何有卡洛里的食物，只喝無卡洛里的飲料。

三、外出赴宴：只能吃三道菜或是每道菜只能吃一口，剩下來的打包回家。

四、每天量體重：體重達到目標後，每天的上下波動不超過一公斤。如果有多或少，盡快努力矯正飲食。

美麗是膚淺的嗎？

醫美與傳統的醫療相同，必須正確診斷，才能有效治療。

醫美診所常見的對話是這樣的——

消費者：「我的額頭及眼尾要打肉毒，蘋果肌打玻尿酸。」

醫師：「喔！」

消費者：「效果好嗎？」

醫師：「劑量夠，效果就會好。」

消費者：「費用怎麼算呢？」
醫師：「肉毒一個單位兩百元，玻尿酸一CC一萬八千元。」
消費者：「我兩樣都做，應該打折，別家診所買一送一耶！」

接下來是典型的市場殺價……
據說美麗是膚淺的，醫美是一種精品，沒有學問。事實又是如何呢？

瑛玉十七歲就結婚了，並生了兩個小孩。二十五歲時，她離婚了，三十歲時再婚，丈夫小她四歲，在電子大廠上班。兩人有一個女兒，很早就表現出音樂天分，瑛玉全職照顧女兒，早晚接送，讓她讀音樂資優班，四處拜師學琴藝。

丈夫由於工作表現很好，晉升為主管，常有機會帶瑛玉出門應酬。她察覺自己的老態，開始花錢整形，臉上打過肉毒桿菌、玻尿酸，做過電波拉皮和音波拉提，花了一大筆錢，卻還是一個腫臉配上無神的眼睛、鬆弛的臉頰與雙下巴，像個典型的歐巴桑，加上她人矮，有圓桶肚和蝴蝶袖，與俊帥的丈夫實難登對。

瑛玉參加過減肥班、做針灸、埋線和吃中藥，卻都不見療效。她沒自信，情緒起伏大，變得無法專心，人也常感到焦躁，覺得頭暈想吐。早上開車送女兒上學之後，她就疲累得須上床睡覺，下午才有力氣出門接小孩，結果變成白天睡覺，晚上失眠。家人帶她去看精神科，被診斷是憂鬱症，她只得服用抗憂鬱劑與安眠藥。

患了憂鬱症的瑛玉有機會就去做醫美，有的治療完全無效；有的雖然見效，但是效果很小，而且效期很短。瑛玉的丈夫看著她投入大筆資金胡搞，決定帶她來看我。

我替瑛玉做了檢查之後得知，她是屬於「皮鬆型」，全身各處都有贅皮，其中，胸部及腹部比較厲害，以胸部隆乳加腹部拉皮，應可以獲得改善。

但是，在動手術之前要問診，標準的病歷包括了：病人主述、過去史、家族史與身體檢查。結果我問出，她的父親四十八歲時中風過世了。身體檢查的結果：瑛玉身高一百五十六公分，體重六十公斤，ＢＭＩ值二十五，稍微過胖。然而嚇人的是，她的血壓高達二二〇／一二〇mmHg，大大超標！

由於聽朋友說得了高血壓，一旦吃藥就必須終身服藥，因此瑛玉拒絕治療。

但是高血壓患者動手術會有風險，最終，想要整形的瑛玉在我的堅持下，同意接受專科醫師的診治。於是她的血壓改善了，控制在一二〇／八十mmHg的正常範圍之內，順利完成了隆乳及拉肚皮的手術。

術後的瑛玉胸部變挺，腰部變細，更重要的是臉變小、眼睛明亮有神，同時臉皮有彈性，氣色很好。

一天，她打扮得漂漂亮亮的來看我，神情愉悅地對我說：

「醫生，我按時吃藥把血壓控制好之後，白天不會疲累，最近也停掉抗憂鬱劑和安眠藥了！而且我早睡早起，每天運動，三餐定時定量，雖然體重仍掉不下來，但肌肉結實，皮膚變緊，蝴蝶袖也改善囉！」

綜合來說，瑛玉身體的狀況是兩個原因導致的：懷孕及生育造成胸部萎縮、腹部鬆弛；而血壓太高，腦壓也升高了，周邊循環不良造成臉腫、疲倦、肌肉萎縮與皮膚鬆垮。由於對症治療，終讓瑛玉有了完美的結果。

除了高血壓以外，還有許多疾病會改變我們的外貌及身形。現代人重視外觀，常選擇醫美治療，我們從瑛玉的案例學習到了：醫美與傳統的醫療相同，必須診斷正確，才能有效治療。

美麗的學問很深，並不膚淺！

休閒加運動，令人更美麗

力行「休閒」和「運動」兩件大事，才能讓體內的毒物新陳代謝掉。

對男人來說，權力是最好的春藥。但是在我看來，權力卻是女人的毒藥。

在診間常看到一種女人，我稱她們是得了「女強人症候群」。

不是只有殷琪或蔡英文才算女強人，在馬路上奔忙的女人裡，十個中有十個是「女強人」。她可能是拿不到訂單、被客戶嫌東嫌西的業務員，又或者是證券公司的營業員、賣西瓜汁的老闆娘，或跑新聞跑得喘吁吁的女記者，也可能是家庭主婦。

有很多家庭主婦告訴我，每天早上從床上彈起來後，就像個陀螺忙到晚上。待服侍完老爺子、看完孩子的功課，終於能坐下來時，遙控器卻在老公手上！

這類女強人來找我時，我總會問她們：「經期正常嗎？」結果，聽到的回答不是：「林醫師，我的常常提早了好幾天。」就是：「我的常拖很久不走。」還有的人是說：「我的量很少……只有兩天，用兩片來墊就夠了。」

「晚上睡不好」則是她們共同的訴苦。

女強人常抱怨自己毛孔粗大、眼尾下垂、雙眼無神且大多有乾眼症，還有眼下長細紋及乳房萎縮。

如果我再問得直接一點，詢及性生活，得到的標準答案多是：「我很累。他當然想要，可是我沒力氣理他。」

問及休閒娛樂活動，這群疲累的女強人不是說「看電視」，就是說「睡覺」。有趣的是，我只要一講到「女強人症候群」，對方就會說：「林醫師，你是不是在講我？」

她們多半以sisley治細紋，用SK-II除斑，以人工淚液對付乾眼症，找我幫忙隆乳。但我常花很多時間勸說，不要忘了我們是動物。動物的天性是整天閒閒地在草原上走來走去，只有碰到生命交關或交配、覓食時，才會拚命。動物的拚命可能只要五分鐘，但我們的女強人卻每天二十四小時都在拚命。

如此整天警戒的結果就是：腎上腺分泌亢進、毛孔張開、新陳代謝加速。久而久之，皮膚會乾、月經會亂、睡眠不好，導致眼下長細紋、乳房萎縮，對性生活也失去了興趣，也就是「未老先衰」。

權力對女人，尤其是愛美的女人，是毒藥而非春藥，因為權力欲帶來的雄性荷爾蒙會使女強人變醜。

但要這些女強人甘做弱女子，恐怕沒幾個聽得下去。

同為女人，我總是奉勸女強人，要力行「休閒」和「運動」兩件大事，因為唯有運動，才能讓辛勞終日的假性疲勞得以紓解，才能啟動體內的幫浦，讓體內的毒物新陳代謝掉。

女強人整天忙，忙的是腦袋，手腳卻很少動。其實，運動也可迫使一個人的腦筋空白，得著喘息。

休閒的用意也一樣，不一定要去逛百貨公司或呼朋引伴喝下午茶。自己找個地方發呆閒坐，就可讓女強人休養生息，恢復元氣。

熟女心中永遠的高跟鞋

只要有興趣，年輕人的玩意兒，年長者也可以嘗試。

一九八二年，我在紐約進修整形外科。美國醫師平時不修邊幅，但是看門診或是開會時，女性穿套裝及高跟鞋是基本禮儀。從那時候起，我一直遵循這項傳統，每天穿高跟鞋上班。四十五歲時，我參加英國國際整形外科學會，得到優秀論文獎，照片裡穿高跟鞋站在講台上的我，看起來自信而優雅。

雖然在五十五歲時，發現有拇趾外翻及坐骨神經痛，但直到六十歲因腳底疼痛，加上嚴重的背痛，我才不得不正式跟高跟鞋說再見。

多年來，我用過各式各樣的矯正器材，包括：足弓墊、拇趾外翻矯正器與護踝等。穿的鞋型無法講究，往往是寬頭的包鞋，不能穿高跟鞋。偏偏平底鞋能搭配的服裝有限，讓我覺得照片裡的自己愈來愈顯老態。

在電影《侏羅紀公園》第四集裡，女主角穿著高跟鞋跑得比暴龍還快，而且瘋狂跑步之後更有型、更性感！據說，這是電影的賣點之一。另一部片子《麻辣女間諜》中，身材豐滿的女主角穿著禮服和高跟鞋，在路上與猛男對手纏鬥，身手靈活。高跟鞋不但不是束縛，鞋跟還能當武器！

高跟鞋在電影裡被描述得像跑步鞋，應該是男編劇的幻想。不過，看過片子的我，卻興起了重穿高跟鞋的念頭。

醫學文獻指出，高跟鞋穿久了，會使小腿前、後的肌力下降，由於足踝兩側與前、後的肌力有落差，易造成足踝不穩，影響身體平衡。此種不穩定的足踝會增加背部、大腿與小腿肌肉受傷的機率。有鑑於此，年紀大的女人還是可以穿高跟鞋，但是要注意：

一、運動：每天做核心肌群運動，並鍛鍊大腿、小腿的肌力，以及做伸展訓練。

二、居家時：在家裡不穿鞋子，有時間就做足踝、腳趾運動。

三、精挑細選：選擇夠寬，有足弓墊及防滑的鞋子。

四、方法：穿高跟鞋走路時，腳跟先著地，小步伐，走直線。

五、時間：盡量減少穿高跟鞋的時間。比如通勤途中穿運動鞋，到了目的地再換穿高跟鞋。如果是穿著高跟鞋，可以趁坐下來的時候鬆開鞋子，讓雙腳舒展一下。

遵循以上的原則，我又穿上了高跟鞋。除了覺得自己又變得時髦以外，這次的挑戰也讓我領悟到，年紀不是問題。只要有興趣，年輕人的玩意兒，年長者也可以嘗試。

表情藏著大學問

人到中年以後，要對自己的「臉」負責任。

當代巨星奧黛麗．赫本曾被記者追問：「如何保持優雅和美麗？」她回答：「你若要優美的嘴，要講親切的話；若要可愛的眼睛，要看到別人的好處；要有苗條的身材，把你的食物分給飢餓的人；要有優雅的姿態，走路時要記住，行人不只你一個人。」

國學大師南懷瑾也曾說過：美貌是一種福報。人到中年以後，就顯現出性格影響所致的面相了。寬厚的人，多半一臉福相；性情柔和的人，面相柔和美麗。

品性不太好的人則往往一臉刻薄相，這就是所謂的「薄命相」，所以說人到中年以後，要對自己的「臉」負責任。

以上的說法，在醫學上是有根據的喔！

整形外科最近的研究發現：飽滿的臉頰給人年輕、快樂的感覺；瘦削或者有區塊的臉頰，則容易給人疲累、悲傷的印象。

我們的臉部有二十七條肌肉。快樂的肌肉（如「笑肌」）可以拉抬嘴角，讓人變年輕，生氣的肌肉（如「皺眉肌」）則易使眼尾下垂，導致老化。

肌肉過度活動，會從細長變成肥胖，深層的脂肪被擠壓消耗，導致臉部皺紋變深、臉頰下垂，呈現眼袋、顴骨袋與木偶紋等「區塊化」現象。

由此可知，表情變凶、變醜、變累或變老，這種過程其實是可逆的。著名的演員孫越，年輕時專演壞人，一臉凶相，上了年紀後當志工，勸人為善，容貌也變得慈祥，原因正是快樂與悲哀、仁慈與凶暴的肌肉互為拮抗，當快樂的肌肉多用，悲哀的肌肉便會縮減。

問題是，有些人心地善良，待人敦厚，偏偏天生一副疲累、冷酷或嚴峻的表情，例如下面這幾個例子。

張小姐是老闆的祕書，精力充沛，辦事能力也強。不到四十五歲的她，經常皺著眉，腫著眼皮。老闆剛開始還關心她是否太累、是否沒睡好，時間久了看得自己也累，乾脆把張小姐調去管倉庫了。

陳先生的經驗更誇張。五十七歲的他靠著腳踏實地，苦學成功，做到了公司的總經理職位，需要對外洽談生意。但是由於陳先生有頻繁眨眼的毛病，顯得眼神閃爍，不能直視對方，常讓客戶覺得他沒有誠意，有所隱瞞，徒增他業務上的困擾。

盧小姐鼻子過敏，晚上睡覺時習慣張口呼吸，長期下來，導致提高上唇及鼻翼的肌肉力量太強，張口笑時會露出牙齦。她在公家機關上班，同期的同事紛紛晉階了，她的職位卻固定不動，家人帶她去算命的結果，說是命相學上「笑露牙齦」會懷才不遇。

郭先生自己創業，好不容易當到了大老闆，現在的他只需動口，不需動手。由於年輕時四處奔波，郭先生的額上一堆抬頭紋，他聽說有抬頭紋會終生勞碌，想要去除。

肉毒桿菌毒素可以選擇性地降低肌肉活力，而玻尿酸等填充物可彌補空間、填平區塊，以上敘述的幾個案例，不必動手術就能治療。

不過，要提醒大家的是，雖然可以藉助一些方法，控制表情到某種程度，但如果過分治療，讓表情太過僵硬，反而會使個人形象大大失分了。

歲月的痕跡，脖子藏不住

頸部的美容，首重平日保養，尤其要避免下巴內縮的姿勢。

畫家畢卡索常畫他的女人，讓人印象最深的是他的第二任夫人賈桂琳·洛克，從下巴到頸部呈近乎直角的曲線，脖子很長。有人以為畢卡索在嘲諷賈桂琳，但在我看來，畫家是在讚美，因為到這個年齡還擁有那樣的頸子，其實並不簡單。

一般人談美容，立刻便想到臉部的眼睛、鼻子和嘴唇，講化妝也著重五官，常忽略脖子，其實脖子是胴體之美裡很重要的一部分。我曾經參加一個旅行團到日本欣賞藝妓演出，表演結束後，同行的團員們分享心得，紛紛表示藝妓化濃妝，臉醜沒關係，但是脖子一定要漂亮。大家的結論是：藝妓的頸項，是她全身最性感的部位！

年輕的時候，大家的頸子都很美，為什麼上了年紀，就會變成堆滿皺紋的「火雞脖子」呢？原因不外乎下列幾項：

一、頸椎老化：頸椎承受著頭部的重量，如果習慣躺在床上看電視、整天盯電腦等，這些不良姿勢會造成頸椎退化、椎間盤變形、頸椎變短甚至前傾。

二、軟組織老化：老化導致顎骨附近的唾液腺肥大，淺層及深層的脂肪堆積，產生雙下巴。頸部肌肉包括了頸闊肌、二腹肌，當脖子變厚、變短，原本瓜子臉、細脖子的美人，就變成了雙下巴、粗脖子的老人。

三、皮膚老化：頸部的皮膚很薄、皮下脂肪少，常曝曬的話容易老化，加上鬆弛的臉皮也會垂到頸部，情況嚴重的看起來就像蜥蜴的脖子，下巴與胸部連成一線。

關於頸部的美容，首重平日保養，由於頸部皮膚薄，平常就要注意保濕及防曬。此外，尤其要注意姿勢，避免下巴內縮、脖子變短。頸闊肌是淺層的頸部肌肉，當下顎往下、往後縮時，就會使用到，頸闊肌可以幫我們把頸部挺直，但某些緊張姿勢如用力抿嘴、瞇眼、咬牙等也會用到頸闊肌，久而久之就形成了火雞脖子。

如果頸部皺紋（頸圈）、雙下巴、火雞脖子或鬆弛等已經形成了，就只能藉助整形。也難怪頸部的雷射、抽脂及拉皮，這幾年很流行，畢竟脖子的年齡是藏不住的！

女人的十堂養生課

養生，是一輩子的追求！

我還是少女時，我的母親非常重視養生。她常叨唸著我：「年輕時不保養身體，等你老了就會知道。」她所謂的養生就是燉煮一堆當歸、十全大補逼我吃下，其實我的心裡有點看不起這種老媽媽的做法。

婚後，我的先生常說：「太太的容貌繫乎丈夫的努力。」我也頗不以為然地想：「我的容貌干你何事？」

直到最近看到了一位昔日的大美女，我的這些想法才有了改變。

這位昔日的大美女曾以她的披肩長髮、瓜子臉和楚楚動人的神情，撼動人心，但是十年後再見到她，除了身材變胖走樣，她的國字臉、皮膚上粗大的毛孔及瞪著人的眼神，在在讓我大受驚嚇。如果不是病歷上的名字，我完全無法想像她當年的魅力！

仔細觀察發現，她的日子恐怕過得不容易。沉重的壓力讓她整天咬牙切齒，日積月累咬出了國字臉；她的乾眼症沒有治療，使她看人好像在瞪人；長期像刺蝟般的神經緊張，臉上的毛孔也跟著粗大擴張……這使我驚覺：一個人可以把自己糟蹋到何等程度！

我不禁想起了另一個病人，她從讀大學時就找我看診，當時她的容貌很尋常。後來，她也跟那位昔日大美女一樣，嫁給了豪門巨富，但不同的是，她人愈來愈漂亮，身材更是凹凸有致。我常必須檢查她的身體，因此能很權威地看到她全身上下保養得宜的美麗。兩相對照，才發現我母親的養生觀、我先生的話確實有道理。

因此，我想再次提醒姊妹們注意幾件事情，做好養生的功課：

一、睡眠：每天都應睡滿八小時，睡不夠易長皺紋。

二、荷爾蒙：務必保持正常的月經週期。

三、壓力：壓力太大，將使得身體每個器官都無法承受。

四、視力：該戴眼鏡時，就應好好去配眼鏡。不良的視力是臉部老化的主因。

五、牙齒：許多女人怕看牙，結果連門牙都蛀掉了！牙齒不好，使得牙齦萎縮，臉皮沒有了支撐，容易老化。

六、營養：不該過多或過少。

七、體重：維持體重的最高境界就是「不變化」，那些體重跟大學時一樣的人，在我眼中是第一等的。不曾胖過，皮膚就不會撐鬆。

八、健康：先有健康，才會漂亮。有病一定要治療，不要以為小病沒關係。貧血容易長眼袋；甲狀腺亢進，眼球會凸出。

九、運動：固定的運動能保持好身材及好心情。

十、心靈：樂觀也會為容貌加分。誰喜歡整天愁眉苦臉的人呢？

最後，我想以日本老人倡導健康的「三S」，跟大家共勉。

一、第一個S，也就是SIMPLE（簡單）：朝九晚五的單調生活，常最能使人體會生命的幸福。我的朋友在洛杉磯、台北和上海都有房子，但她常因想不起皮包、眼鏡在哪個家而苦惱，這種生活怎麼會好？

二、第二個S，就是SLOW（慢活）：動手術的時候如果一心想趕時間，反而容易造成出血或出差錯，結果得花上雙倍的時間去彌補。相反地，每個動作謹慎、確實地慢慢執行，手術結束的時候會發現花費的時間最短。人生也是這樣，趕來趕去的，結果漏東漏西。慢活，才能活得好、活得健康。

三、第三個S，則是SHARING（分享）：透過交朋友、與人討論或捐款、做義工等等都可以，因為不管是快樂或財富，都要經過「分享」，才會變多、變大。

不管幾歲，都要繼續愛漂亮

每個人都可以青春美麗，愛漂亮才不會老！

麗蓉對自己的容貌一向沒有自信，雖然丈夫誇她漂亮，但她從不覺得自己美。丈夫很帥，加上比較注重儀表，兒子、女兒都很崇拜父親，常笑媽媽不會打扮，沒有品味。

麗蓉在公家機關服務，同事們都很樸素。她一向留著長直髮、素顏，穿襯衫配裙子，心裡覺得搽粉、抹口紅有損她的專業形象。

六十歲退休後，她中午在學校附近指揮交通，晚上騎腳踏車巡守社區，穿著更是隨便，經常七分褲搭T恤，拖鞋一套就出門。或許是以前坐慣辦公室了，不耐風吹日曬吧，麗蓉開始掉髮，臉上長斑，皺紋也增加了許多！

女兒買漂亮的衣服給她，她都放在衣櫃裡沒穿，她的口頭禪是：「老了，穿得舒服最重要。」

跟丈夫一起上菜市場，不認識的菜販常以為丈夫是她的兒子。丈夫沒說什麼，可是漸漸地，麗蓉發現丈夫不大喜歡跟她一塊兒出門了。

麗蓉六十三歲時，國小同學籌辦畢業五十週年同學會，情況開始有了變化。

麗蓉在竹東的小鎮長大，國小同學們彼此相熟，感情很好。其中，有個男同學叫孔國慶，三年級才轉學進來，坐在麗蓉隔壁，

靦腆的國慶高高瘦瘦的，父親在公家單位任職，家教很好，與鄉下黝黑的野孩子不同。兩人同班了四年，麗蓉是「小老師」，國慶是「部下」，兩小無猜，整天黏在一起，

小學畢業時，國慶隨父親搬到了台北，後來出國留學，定居美國，彼此逐漸失去了聯絡。

籌備會的同學說國慶已報名參加，還問起了麗蓉。麗蓉原以為自己心如止水，這時卻發現體內的荷爾蒙沒有枯竭。

她渴望參加同學會，又不想嚇人，所以開始注意外表，看到鏡子裡的眼袋與老人斑，毫不遲疑便找了整形外科處理。

手術很成功，麗蓉的臉容變年輕了，再穿上女兒送的洋裝，很久沒有正眼看她的丈夫，居然開口稱讚！

為了搭配洋裝，麗蓉換穿高跟鞋，走路須提起腳跟，抬頭挺胸，原本脖子往前佝僂彎腰的老婦人，變成了搖曳生姿的美女。

改變造型之後，從此麗蓉出門常受人稱讚，備受鼓勵的她開始關心外表，注意自己的身形。她買了帽子及髮片裝飾頭頂，化個淡妝，防曬兼美觀，並且每天運動以維持身材，還注重營養，留意流行趨勢……

同學會如期舉行，開朗、明亮、自信又歡愉的麗蓉吸引了眾多目光。同學會後，國慶邀麗蓉同遊內灣，老友敘舊，共度了愉快的時光，相約明年再見！

華人文化普遍主張「老就該有老的樣子」，西洋傳統卻鼓勵長者裝扮自己。

法國甚至有報告指出，畫眼影的女人失智的機率較低。

我有一個七十歲的病人，很愛漂亮。她與獨子同住，由於兒子不喜歡母親搞怪，所以她割眼袋須瞞著兒子，拉臉得趁著兒子出國，平常出門的花稍衣服與誇張首飾，都藏在購物袋裡，攜出家門後再換上。到了老年時期，她得了癌症，化療期間沒心力愛漂亮，形容枯槁，嚇到了兒子。好不容易母親恢復體力，想要做微整，兒子變得全力支持，不但出錢，還負責接送。

他說：「我到現在才了解，媽媽愛漂亮，是我當兒子的福氣！」

根據報導，台北市有位高齡一百一十歲的人瑞林黃玉珍，長壽祕訣正是「愛漂亮」，每天塗粉、抹胭紅。大陸也有位百歲老人，長壽祕訣是每天照鏡子。

俗話說：人可以老，不可以殘。三分人，七分妝，每個人都可以青春美麗。愛漂亮沒有終點，愛漂亮才不會老！

吹口哨，養顏又抗老

吹口哨能訓練紅唇嘛起、預防臉頰瘦削，是最簡單的美容運動。

現代人生活步調快、壓力大，不知不覺間，臉上的表情往往就洩露了心事。有一次我參加醫學會活動，站在講台上，細數台下，居然有四分之一的人抿緊了嘴唇，呈現嚴肅、冷漠的模樣。

其實，人的顳顎關節是在嘴唇微張的「發呆」狀態下，才能休息。可是爸媽看到小孩嘴張開開的，往往會出聲糾正：「嘴巴閉起來，不然口水會流出來！」甚至有人被矯枉過正了，一想到父母的教訓就忍不住用力閉緊嘴巴。

電視上播報立法院的新聞時，常捕捉到官員們咬牙切齒或閉緊雙唇的表情，這種動作將使唇部附近的肌肉，包括口輪匝肌、頸闊肌與提鼻翼肌等，全部都處於緊張狀態。如此一來，臉部不見紅唇，只見鼻孔張開、下巴內縮、脖子上提，一副緊張、痛苦、困惑的表情。

年輕人的肌肉纖長，深層脂肪隱藏在其後。但是當肌肉被過度使用了，就會變得肥短，導致深層脂肪膨出，這種表情使用的正是造成老化的臉部肌肉：提鼻翼肌會造成法令紋，口輪匝肌會造成陽婆婆紋，頸闊肌則容易造成火雞脖子。

要避免嘴唇抿緊，開會前，可以做幾次張嘴運動，如果是開會中，可以「吹口哨」。

「口哨」的歷史悠久，可以說是樂器的始祖。人類在還沒有樂器前，除了以聲帶發出聲音外，能夠自由發出聲音的，就是藉助吹口哨的動作。口哨的大小聲，主要與肺活量有關。

吹口哨可以抵消抿嘴動作的不良影響。吹口哨時，會使用到提唇肌以及淺層的頰肌。提唇肌可以訓練紅唇嘟起，頰肌則能預防臉頰瘦削，所以，「吹口哨」

是很好的抗衰老、美容又養顏的運動。

吹口哨的時候，可以吹出聲音，也可以不發出聲音。如果能夠每天以口哨吹一首歌，你會發現自己不但心情變好，表情也變輕鬆了。

懂得「藏老」，更能抗老

「抗老化」的最新定義是：維持體適能在最佳狀態。

我有個朋友八十歲了，是我醫學院老師級的學長，在學術領域頗有成就。醫界像他這樣的老前輩多數不苟言笑，朋友卻成天嘻嘻哈哈。

這位學長會「降級」變成我的朋友，是因為有一回在晚宴上，我身旁有幾個美女，他走了過來，竟衝著我喊：「表姊！」之後，他便順理成章地加入了我身旁的美女群，與她們聊天。

事後我向他抗議：怎麼可以為了讓自己顯得年輕，而老化別人呢？我們因而達成協議，以後我不可以稱他「老師」，他不可以叫我「表姊」，我們自此成為「朋友」。

朋友的穿著很「潮」。他說，年齡跟身分證字號一樣，不可以隨便洩露。比方買眼鏡，如果店員知道你是老人，就會推銷金框眼鏡，價值上萬元。如果認定你是年輕人，就賣你塑膠框，可能千元有找。兩者效能一樣，問題是金框眼鏡讓人顯老，塑膠框眼鏡看起來年輕。

買衣服、鞋子，也是一樣。年輕人的鞋好看、好穿又便宜，老人的鞋子笨拙又貴。

身為外科醫師的他，每週三從台北搭客運去新竹看診。他說，客運的隨車小姐如果漂亮又和善，他上車時就會大聲地說：「成人票一張！」行車途中找機會與她聊天。隨車小姐如果是臭臉歐巴桑，他就買敬老票，上車後閉眼睡覺。

他固定運動，身材標準，手腳靈活，眼神明亮，臉上雖有皺紋，但是看起來笑意盎然。他很不喜歡我彎腰駝背，常糾正我：「靜芸，你要時時提醒自己是在舞台上，學習當模特兒：想像頭頂有本書，兩眼望向前方，膝蓋不要彎，用大腿的力量走直線。」朋友是我的前輩，他的話我不敢不聽，內心卻嘀咕著：「我為什麼要像模特兒呢？」

其實，從科學的角度看來，我朋友說的話是真知灼見。人類進化過程中，上、下顎骨後縮，擠出頰脂肪，我們因而能夠發出有意義的聲音（語言）。但是當上了年紀，頰脂肪會鬆弛、下垂，產生法令紋、木偶紋、嘴邊肉與火雞脖子，人類因此成為唯一從臉部看得出年齡的動物。

年紀大代表衰弱無力，這在動物界是禁忌。我曾經去非洲觀賞野生動物，一望無際的草原上，有數不清的牛羚、瞪羚與長頸鹿。有群牛羚散開在吃草時，遠方來了七頭獅子，形成圓形的攻擊位置。只見外圍的牛羚抬頭以眼睛監看獅子，獅子沒有動作，雙方都只站定遠眺。

最後，不知是獅子發動攻勢，還是牛羚乘機移動，畫面忽然快轉：一群牛羚拚命奔馳，接著獅子快速猛撲，牛羚互相跟緊了集體逃脫。獅子最後沒有收穫，悻悻然離去。旁觀的我們忍不住替牛羚拍手。

另外有一天，我們在旅館附近發現一隻落單的羚羊。嚮導說公羊喪失了領導地位，被逐出團體。落單的生活，無法防備掠食者，牠很快會死亡……

我也曾看見廣大的草原上，約有二十隻大象排成一列，長長的鼻子捲起了地上的雜草送入嘴裡。象群由母象帶頭，家族有中象、小象和迷你象，非常可愛。象群一路跋踄，尋求水源。陰暗的樹林中卻有一隻老象在淒涼哀號。原來，在野生動物的世界裡，與同伴們有相似的外觀、力求相同的步調，是基本的生存法則。

大部分動物的年齡不容易判斷。魚的耳石有年輪，在解剖時才能窺知年齡，所以有句話說「死魚才會洩露年齡」。

野生動物沒有出生證明，老虎和獅子等食肉動物行事詭祕，不願意讓其他動物看出牠們身上正在發生什麼。動物學家必須蒐集資訊，才能知道答案，這些資訊包括：肌肉張力，尾巴與臀部是否搭配得當，臀部是否豐滿，步態如何等。

對於貓科動物，老化可能表現在視力下降、步履蹣跚的狀況。至於靈長類動物的衰老則體現在牙齒上，高度磨損的臼齒或是脫落的門牙，多能表明主人上了年紀。

人類變老，不會像野生動物一樣被遺棄，但是社會對「老」有固定印象：體力差、耐力不好、愛說教、固執、忘東忘西、不肯學習、難以溝通……無論男人、女人，只要被扣上了「老人」的大帽子，就等於被宣判「遊戲結束」！

幸好，拜現代醫療科技進步所賜，老人可以染髮、修補牙齒、保持視力、鍛鍊肌肉、雕琢體型，並且步伐穩定。現代老人如果遷移到非洲的草原上生活，野生動物應該無法判斷我們的年齡。

「抗老化」是本世紀最夯的詞彙，我朋友的做法是，維持自己的體適能在最佳狀態，不隨便洩露年齡。在人生的大草原上，與同伴們歡樂前進，無異替「抗老化」做了最好的詮釋。

化妝到底好不好？

適當的化妝除了美化以外，還有保護臉部的作用。

化妝到底好不好？我想沒人敢給出答案。但是問到「素顏漂不漂亮」，恐怕大多數人會搖頭。曾有外電報導樂壇天后瑪丹娜的素顏照曝光：抬頭紋、魚尾紋、眼袋，加上鬆垮的臉頰，有如歷經滄桑的老婦，與她在舞台上光鮮亮麗的模樣相比，起碼老了十歲！另外還有幾個女明星的素顏照，臉上的黑眼圈、皺紋和斑點，讓人心碎。化妝與沒化妝，真的「差很大」！

化妝在西方開始盛行是十七世紀時，最初的目的，是要遮蓋得過天花的女性臉上的疤痕。雖然在十八世紀時，英國的維多利亞女王認為化妝不禮貌、粗俗，是戲子的行為，但是到了二次世界大戰前，西方人已接受化妝是禮儀的觀念，尤其在美國的好萊塢，不化妝幾乎可說與不刷牙一樣不衛生。

中國晉代的《博物志》記載了以「紂燒鉛粉」塗面美容。至於胭脂是以紅蘭花汁凝成，因產於燕國，故又稱「燕脂」。其他如口紅、畫眉等，古書也都有相關記載。

在台灣，日治時期，女人習慣出門前梳頭、化妝，當時新竹產的「香粉」、「白粉」非常有名。終戰後，大家生活拮据，要上班、要顧家，沒有時間，加上化妝品可能含汞、鉛、螢光劑或毒色素，有一陣子大家認為化妝會傷皮膚，所以崇尚自然就是美。

從前的人較少化妝，或許是害怕化妝品的毒造成皮膚負擔。時至今日，化妝品強調低過敏性。在美國，化妝品受食品藥物管理局監督，著色原料甚至可以食用。至於台灣，彩妝得用於宣傳之詞句，包括：保護肌膚、美化膚色、遮蓋斑點、遮蓋皺紋與防止嘴唇乾裂等。

適當且聰明的化妝，讓人看起來健康又有精神。粉底使皮膚顯得平滑無瑕，畫眉使五官清楚，眼影使眼睛變大、變亮，腮紅使臉部有年輕人的紅暈，口紅則使得嘴唇更具有吸引力。

近幾年地球暖化日漸加劇，空氣汙染變得更嚴重，再加上冷氣房增加等多重因素，保養臉部最重要的挑戰就是「抗老化」。從這個觀點看來，適當的化妝有如穿上漂亮的衣服，除了美化以外，還有保護作用。

各位姊姊妹妹們，出門前，不妨花些許時間化個淡妝，除了美化自己的外在，心情也會跟著亮麗起來！

你怎樣洗臉？

臉上的角質層和油脂，其實是保護我們、延緩老化的利器。

我小的時候是很調皮的小孩。我那位受日本教育的母親非常重視身體的清潔，所以每天都拿菜瓜布拚命擦洗像野孩子般的我。經過媽媽的手，我每天都被「洗」得非常乾淨。

那是一個傳染病流行的時代，「預防感染」是養孩子的第一生活大事。雖然我常被菜瓜布刷得很痛，但母親的做法確實有道理。

現在的環境已有很大的改變了，不過，許多人仍沿用我母親那一套清潔做法，而且還是用在脆弱的臉皮上！

在門診中，我固定會問病人一個問題：「你怎樣洗臉？」結果我發現，現代人洗臉洗得非常認真，不僅用洗面乳、肥皂，更會使用各種昂貴的深層洗顏油。這樣還嫌不夠，有病人用糖粒、粗鹽來磨洗臉龐，非要洗到臉摸起來光滑細柔才甘心。

更講究的，還要定時敷面膜、做臉加去角質，保養品必須抑制油脂分泌，出門更是時時要用吸油面紙。

在我看來，現代人洗臉洗得太多了，洗到皮膚變薄、變乾，容易提早長斑。由於地球暖化，台灣降雨日少，加上又有冷氣和除濕機等設備，現代的環境與老祖母時代的悶濕髒亂大大不同了。上門求診的病人，皮膚最大的問題往往是太乾燥，而非骯髒。

大環境缺水，生活的壓力使乾燥症狀加重，我們的體內也跟著鬧乾旱。忙碌的人鎮日在外奔波，更容易加速老化，許多人甚至惡化為「乾燥症候群」。這樣乾巴巴的薄薄臉皮，還拚命搓磨沖洗，難怪要愈洗愈老了。

尤其是女性，更要認知，角質層和油脂其實是現代女人的好朋友，是保護我們免於老化的利器。所以，動輒上美容院去角質或抑制油脂分泌，並非智舉。

適度當個懶女人，才能變美人。除非臉部有傷口或青春痘之類的，否則一天洗兩次臉，應是足夠的（如果有化妝，在洗臉之前，必須先把妝卸乾淨）。

只不過，每當我這樣告訴病人，他們往往會狐疑地看著我，還有我的臉，不太相信我這套不同於洗面乳廣告的分析。

但我還是忍不住要這麼提醒大家：料理經驗豐富的人或許知道，沾了豬油的菜刀不必洗得太乾淨，因為洗得太乾淨了，菜刀容易生鏽！

五個壞習慣，會讓人變得老又醜

臉會變老、變醜，與日常的表情很有關係。

中國命相學有句話說：「相由心生。」

美國的林肯總統也說：「人過了四十歲，容貌要自己負責。」

一般人多沒想到，臉會變老、變醜，與日常的表情很有關係。

無論喜、怒、哀或樂，一旦特定的表情做得太多或太久，相關的肌肉會變得肥厚，相對地，拮抗的肌肉則會日益無力。

你可知道？像是嘟嘴、瞇眼、皺鼻、抿嘴等表情固定久了，連臉上的器官都會跟著變形！

不信的話，可以看看身邊的人。例如：常常瞇起眼睛看東西的人，眼皮容易泡腫，這是因為眼輪匝肌肥厚，導致眼皮變長、脂肪增生，造成眼尾下垂，而使眼皮顯得泡泡的。

我常提醒打算來找我整形的病人，每個人都要為自己的長相負責，因為每一條皺紋，都是自己習慣的表情日積月累，一天天刻下的。

在此將容易使人變老、變醜的「表情壞習慣」整理如左頁，就可以看出不好的表情習慣，如何在我們臉上留下歲月的痕跡，破壞臉部的美感。

仔細看看，這些表情的壞習慣，你中了幾個？

表情	原因	使用的肌肉	變醜的結果
1.瞇眼 2.皺眉	· 怕光 · 耍酷 · 有近視，但不願意戴眼鏡 · 疲累	· 皺眉肌 · 眼輪匝肌	· 眼皮泡腫 · 眼袋明顯 · 皺眉紋加深 · 魚尾紋 · 眼尾下垂
3.吸鼻子 4.做豬鼻子狀	· 流鼻水不肯擦，一直吸鼻子 · 鼻子過敏 · 空調影響或空氣汙染	· 提鼻翼肌	· 鼻孔外露 · 朝天鼻 · 鼻頭變大
5.用力抿嘴	· 東方人常見的嚴肅表情 · 因壓力大而咬緊牙根	· 閉嘴肌 · 口角壓下肌 · 下頦肌	· 法令紋 · 公仔紋 · 臉頰下垂

第四篇

享受生活

如何做個迷人的母親？

先做個懂得愛自己的女人，就能成為迷人的母親。

阿珍是我過去的同事。她個子不高，五官輪廓明顯，上班的時候，長髮紮成兩條辮子，戴上護士白帽，是醫院出名的美女。週末除了依醫院規定進修外，阿珍與一群年輕夥伴努力遊玩。有一陣子她的困擾是三個男人喜歡她，她不知道該如何選擇。

那時候的阿珍，好漂亮！

她的手巧，長髮髮型千變萬化，加上化妝、服飾時髦，說話有獨特的嗲聲，大家都喜歡她。

阿珍後來嫁給了在竹科工作的丈夫。除了必穿的白紗禮服，她打算在婚禮敬酒時穿的露肩、露背的大紅禮服，是她多年前出國買的，必須減肥兩公斤，才塞得下，我們這些同事陪她吃了一個月減肥餐。在婚禮上，阿珍的事業線深邃、三圍傲人，竹科工程師站在她旁邊顯得有點笨拙。

婚後，阿珍生了兩個小孩，住在新竹。聽說因為兒子有氣喘，所以她辭職了，回家顧孩子。十年後我們再見面，第一眼看到阿珍，我還以為她變男人了！她剪短髮，沒化妝，穿格子上衣、牛仔褲和運動鞋。

她說，生了第二個小孩之後，才發現夫妻倆個性不合，三天一小吵、五天一大吵，她沒有一天睡得好，快瘋了！兩個人現在是為了孩子勉強在一起，當無性夫妻。

阿珍不是我碰過的第一個例子。類似的狀況很多，女人經常是拍婚紗時最美，之後慢慢凋萎；反而男人沒有生兒育女的負擔，婚後的男人常更成熟、充滿魅力，有的還被稱為「精品男人」。

身為母親，一定要燃燒自己、犧牲奉獻及放棄年輕時的夢想，才是好媽媽嗎？也未必。依我的觀察，迷人的母親有以下共同特色：

一、檢查自己是否有足夠經濟能力：不管是否有工作，母親們需要確認自己在經濟上的獨立性，甜言蜜語不可靠。穩定的收入是尊嚴生活的基本條件。

二、塑造自己成為性感的愛情偶像，而不是令人望之生畏的虎媽：我聽過很多人炫耀母親漂亮。卻沒聽人說過，自己有今天的成就是被虎媽打出來的。

三、做自己喜歡的事：傳統的母親把全副心力都放在子女身上，其實這種做法有待商榷。世界上許多成功的女性CEO，教養了傑出的子女，她們的共同點是：忙著做自己有興趣的事。她們認為與小孩在一起的時間長短並不重要，但是「做什麼事」很重要。以她們的經驗是：「做給小孩看！」或是：「帶著小孩做！」

四、斷捨離：斷是斷絕不需要的東西，捨是捨棄多餘的廢物，離是脫離對物品的執著。該丟的丟，可以送人的送人，物質欲望降低了，生活單純了，心靈層次會提高。

五、運動：走路，尤其快走，是母親們最好的運動，記住一星期至少需要一百五十分鐘的運動。

六、性生活：許多女人生完小孩就以為不需要性生活了，這是非常錯誤的觀念。正常的性生活可以協調人體各種機能，是健康必備的標誌之一。

七、投資自己：花錢培養孩子學才藝的同時，也該花點錢培養自己，打扮自己。我聽過男人炫耀自己太太的才藝或美貌，也聽過男人嘲笑太太的吝嗇及捨不得，卻從沒聽過男人花錢時，感謝太太的節儉。

八、管控體重及身材：母親們無法阻止年齡增加，但是可以避免體重增加。管控自己的體重及身材，使你在任何年紀都可以優雅而迷人。

九、吃得健康：花點時間研究怎麼吃、吃多少、何時吃。母親們的正確飲食觀念，能夠帶給全家人健康。

省錢是美德，吝嗇是缺德

年紀大了，該衡量健康、安全、歡樂、人際關係與金錢「孰輕孰重」。

六十五歲的麗珠與鐵民去參加一場婚宴。當天是同學嫁女兒，有許多老朋友，所以麗珠精心打扮：黏假睫毛、塗眼影、穿禮服，並且因個子嬌小，蹬了一雙三吋高跟鞋。

晚宴氣氛很high，鐵民剛開始以「需要開車」為理由擋酒，但是勸酒的人太多了，他還是喝了不少。晚宴結束，鐵民無法開車，想坐計程車回家，但是麗珠認為車子放在停車場，一個小時七十元，加上今晚及明天的車錢，太貴了，堅持由她開車回家。

麗珠的駕駛技術不好，鐵民平常不坐她開的車子，可是這天因為喝了酒，就沒有爭辯。

麗珠有兩百度的小近視，眼鏡放在皮包裡，不過這天拿的是赴宴用的小包包，沒帶眼鏡。夫妻倆去地下停車場開車。停車場的閘門設在坡道末端，麗珠繳完停車卡，必須上坡起步，轉彎離開。但她的高跟鞋鞋底很厚，她輕踩油門，車子沒動，稍微用力，車子才移動到路口。

時間已晚，巷道昏暗，而且麗珠近視，加上假睫毛擋著，沒看到轉彎號誌，她穿著高跟鞋的腳用力一踩油門，車子往前暴衝，保險桿掃到了停在對向路邊的摩托車！一堆摩托車有壓碎的、有斷頭的、有缺尾的，鐵民的車頭也毀損了。這次的意外，鐵民賠償了將近六十萬元，幸好夫妻倆沒有受傷。

其實，鐵民對於麗珠這種只想省錢的個性一直很頭疼。

麗珠是窮苦人家的女兒，從小節儉，鐵民原本很欣賞她這點，婚後也是靠麗珠發揮了省錢的功夫，多年後，他才能安穩地退休。現在鐵民年紀大了，覺得沒必要把錢看得那麼重，可是他想捐款幫忙弱勢，麗珠罵他沒資格；朋友請客，他想回請，麗珠不肯。夫妻倆去採買，需要運費的，麗珠全部拒絕，自己扛回家。鐵民有一回扛太重，脊椎椎間盤移位，坐骨神經痛了半年！

還有一次兩人出門去玩，人都到了遊樂園門口，麗珠一看到入場費，卻翻臉走人。鐵民留在門口，一個人進去怕麗珠生氣，跟老婆離開又違背自己心願，不知道怎麼辦才好。

戰後嬰兒潮世代當年的打拚，造就了台灣今日的繁榮。但他們生於憂患，只想省錢，不敢享受，要儲蓄才有安全感。古人說節儉是美德，不過，現代人卻強調消費，認為消費才能促進流通、增加就業及提高國民所得。台灣的財富掌握在嬰兒潮世代的手裡，他們提高消費，才能振興經濟。

節儉是美德的觀念，但在全球暖化、資源短缺的現在，節儉應指的是尊重自然資源，而不單是儲蓄致富。

年輕的時候，有的是體力、時間，也許可以省錢，但是當年紀大了，該衡量健康、安全、歡樂、人際關係與金錢「孰輕孰重」。俗語也說「生不帶來，死不帶去」。

健康高於財富，有了健康才擁有一切。一個人不怕錢少，只怕死得早，尤其是有了年紀的人，不能只想省錢。

房子要有舒適的空間

年紀大，出門的機會少，家裡的空間愈大愈好。

朋友在淡水買了六十坪的房子，花了許多錢裝潢。她入厝的時候，我曾受邀參觀。

大理石地板是義大利的，餐桌是西班牙的，沙發是德國的，落地窗可以看到觀音山落日，很棒的景觀豪宅。

朋友入住七年，最近被地上的雜物絆倒摔跤了，結果髖骨骨折，去醫院換了人工髖關節。她回家休養後，我約了時間去探視。

門打開時，我以為自己按錯門鈴了！屋內的情況與我的印象完全不同。四處堆滿東西，彷彿神仙的百寶盒被打開；客廳加了麻將桌，餐廳加了酒櫃及冰箱，沙發旁擺了兩張搖椅，地上堆滿雜誌及報紙，浴巾攤在沙發上；走道有行李箱、腳踏車、籃球、餅乾盒、雨衣、雨傘和運動鞋。我從玄關到臥室需要跨過許多障礙，也難怪朋友會絆倒了！

美國的老人流行住小的房子，減少家當。小房子好整理，減少家當則可增加空間。

台灣房價很高，與美國人比，我們住的本來就是小房子。倒是減少家當這件事，中外適用。現在的人每天被購物資訊疲勞轟炸，腦子裡想的不是自己需要什麼，而是盡量「獲得」並「擁有」，把房子當成陳列室或貯藏室。

廣告上的豪宅或好宅一定有舒適的空間。房地產愈來愈貴，房子如果堆滿物品，人在房子裡不能活動，房子會失去家的意義！

我們年輕的時候，在家的時間少，家只是睡覺的地方。

等到年紀大，出門的機會少，家裡的空間愈大愈好，空間可以呼吸，可以做體操，可以讓兒孫嬉戲，可以邀請朋友，可以做復健……

房子不必大，但是要有舒適的空間。

你的生活圈夠開放嗎？

生活圈開放的人到了年紀大時，較能使漸趨老化的機能維持活躍。

六十八歲的黃老師是個典型的老實人。他原本在國中教數學，退休之後，早上去公園練太極拳，傍晚與鄰居下棋，每星期三與朋友打高爾夫球，過著規律的生活。

黃老師很節儉，打太極拳的養生隊舉辦旅遊，超過三百元的他不參加；打完高爾夫球的聚餐，超過五百元的他也不奉陪。他開銷少，在銀行裡有一筆存款。

兩個兒子在外地上班，每次回家，總以要繳房貸、買車子、出國旅遊等藉口要錢。黃老師唸歸唸，卻告訴朋友，兒子是他甜蜜的負擔。

有一天，養生隊新來了一個活潑外向的女性成員，丈夫過世了。打太極拳時，她看黃老師的運動衫腋下有脫線破洞，便拿了一件丈夫的襯衫給他。黃老師當下穿上，回到家卻被太太懷疑兩人有鬼。黃老師說不清楚，宣布放棄練太極拳。

附近的學校早上也有體操隊。黃老師參加了一次，發現那些人政治上是藍色，與自己的深綠傾向不合，從此早上就不運動了。

他一向穿固定品牌的皮鞋，最近上街採購時卻發現皮鞋店已歇業，原址改賣飲料。他不喜歡別的款式，只好繼續穿舊鞋。

黃老師平日三餐都在家裡吃，星期六、日，夫妻倆則上街打牙祭，可是，他喜歡的米粉湯、煮大腸、臭豆腐、川菜與沙茶火鍋店逐漸消失了。有一天，兒子帶二老去新開的餐廳吃飯。服務生把菜一道一道端出來，每道菜都有解說，黃老師明明會說國語，但是服務生的介紹中，他只聽懂「請慢用」！他無法了解，兒子及孫子為什麼吃得那麼高興。吃完飯，黃老師肚子撐飽了，卻沒嚐到思念中的美味。

接著是陪他下棋的鄰居得了癌症住院，高爾夫球球友動手術換膝蓋，兩樣活動都喊停了。老師變得「宅」在家裡，整天盯著電視，不知道可以做什麼。

我們的生活範圍有舒適帶、尷尬帶與痛苦帶。例如：家是舒適帶，學校與公司是尷尬帶，醫院和法院是痛苦帶。人際關係及工作體驗等等，都可以區分為這三種。

一般人習慣安逸，喜歡在舒適圈內活動，結交專業、信仰、政治傾向、嗜好與自己類似的人，彼此信任，做事方便。但是封閉的生活圈，點與點連成直線，很容易像黃老師這樣「回到原點」。

如果選擇開放的生活圈接受挑戰，並尋求良機，過程當中，會有許多痛苦帶，甚至變成局外人，遭到誤解，不受重視。但這種歷練會讓人獲得不同的學問、經驗與人際關係，對世界有更正確的認識。研究蘋果電腦創辦人賈伯斯的專家認為，他特異的人生經驗使他能整合不同、互相矛盾的意見，成為他創意的動力！選擇開放生活圈的人到了年紀大時，生活圈的分歧點很多，方便他往各個方向發展，較能使漸趨老化的機能維持活躍。

我很想建議黃老師放掉過去的觀念，不分藍綠、老少、嗜好，參加各式各樣的團體。如果有興趣當志工，可以收各個年齡層的人來教數學，甚至換個方向回學校當學生。

黃老師才六十八歲，定義上是年輕的老人，未來值得好好規劃。

跟上時代，一起滑手機

「沒常識也要看電視」的時代過去了，現在該改成「沒常識也要滑手機」。

我有一群老友，年紀都大於六十歲，我們用智慧型手機以Line設了群組，當作公告欄，可聊天，也可分享資訊。

有個星期日，瑞雄與麗英去遊覽，麗英以手機照下桃園盛開的荷花、新竹世博台灣館的放天燈，傳給群組的人員。時值酷暑，外面三十七度，不必出門就可以看風景，大家的反應很熱絡。

下午四點時，麗英突然傳來一則訊息：

「瑞雄呼吸急促，尿急，但是無法走到一百公尺遠的廁所！」有人建議向現場單位借輪椅，問題解決了。但是一小時後，瑞雄感到胸悶且心臟無力，線上的我及另一位醫師先教麗英簡單的照護方法，再聯絡當地的心臟專科醫師。

當他們夫婦抵達指定的醫院急診室時，兒女們透過線上訊息得知，也同時趕到了。醫院組成了醫療團隊，立刻安排檢查，證實是心律不整，需要住院。

瑞雄在醫院治療期間，麗英每天做實況轉播，朋友們不用去探病，也可以在線上給意見、講笑話，或者鼓勵和打氣，陪伴瑞雄平安地康復。

在沒有智慧型手機的時代，一旦發生瑞雄的這種狀況，肯定是一團混亂——麗英必須四處打電話，而我們這些後勤空有資訊也難以聯絡忙線的她，何況人名、地名和時間等等講不清楚，更不用說一次只能聯絡一個人了。

我不太用電腦，剛拿到智慧型手機時，非常困擾。每一個步驟都要重新學習，身旁的人偏偏都簡單說說，就讓我自行摸索。失敗了幾次之後，挫折加上害怕，我幾乎可說放棄使用了。

直到有一回充電器出問題，我只好硬著頭皮去通訊行的服務台詢問。服務人員很熱心，我心想他們不認識我，應該不會笑我，就請問他們照片如何傳送。說也奇怪，在家裡學不會的事情，透過服務人員一步一步的示範，我就懂了！

之後，我每星期去那家通訊行，一趟只學一件事，例如：指紋開機、鬧鐘、行事曆或照相等等。現在的我雖不是手機專家，至少也是愛用者了。

智慧型手機可以讀新聞、上臉書、看電影、聽音樂，還能當作手電筒、計算機、鬧鐘……等等，但是，老人的使用率不高，一般的理由是「不會用」。

我們從前笑人跟不上時代是「沒常識也要看電視」，這句話現在該改成「沒常識也要滑手機」。新款手機的螢幕變大，還有手寫輸入，方便多多，我認為是最值得推薦的老人用品。

老人也可以是傑出的上班族

老員工穩定度高，工作有自覺，能力可靠，是很好的幫手！

阿真是林口球場的資深桿弟，她熟悉攻球策略，擅長鼓勵（有時是指點）球友，很受歡迎。

她依照公司規定在六十歲時退休，在家裡待了半年，無法適應，恰巧公司缺人，又回去上班，經理看她蒼老的外表，擔心她被客人拒絕。

阿真六十五歲時，運動雜誌為了做台灣球場排名，派了兩組祕密訪客赴各個球場體驗。別的球場，桿弟年輕又漂亮，但阿真以專業、誠懇及熱情勝出，替林口球場贏得桿弟服務的第一名。

六十七歲的玉滿因丈夫外遇而得了憂鬱症，在家悶了好幾年。後來朋友的鞋店缺人手，請她幫忙。

玉滿雖然久沒工作，但年紀大了閱歷豐富，也有耐性。客人一踏進店裡，她就知道尺寸、看懂了腳型。店裡年輕的店員，遇到客人試穿幾款仍不合意，就不耐煩。玉滿不僅讓客人試穿指定款式，還會向客人推薦合適鞋款。

客人經常被她說服，買到便宜、好看又好穿的鞋子。店裡就數玉滿的業績最好，有許多忠實客戶。

生活有重心、有成就感，玉滿每天打扮整齊，準時上下班，憂鬱症早就拋到腦後了。

阿旺的紡織廠在龍潭，村子裡的人戲稱「老人會館」，因為員工的年齡多已超過六十歲，他們從年輕時就在廠裡上班。

阿旺沒有規定退休年限，鼓勵員工做到不能做或不想做，在阿旺的廠裡，最老的員工八十歲。機器不能停止運轉，需要人輪班照顧，他讓員工可以全職，也可以兩人或三人分攤一份工作。

這幾年訂單增加，阿旺也申請了外籍移工，但是外籍移工的忠實度、專業度及應變能力皆不如老員工。阿旺感謝有這批老員工，在同業都須遷廠到大陸時，幫他度過難關，所以工廠的福利很好，老人健康相關的眼鏡、助聽器、假牙與人工關節都有補助，每年並舉辦員工旅遊。

阿旺生產的防水纖維獨步全球。他認為老員工除了走路慢以外，工作能力與年輕人一樣。

依我的觀察，老員工穩定度高，工作有自覺，能力可靠，是很好的幫手，應該有更多的企業願意為老人提供機會。

老人不是只能在基層工作。傳統的外科醫師六十歲之後視力不行，手也不穩，只能退居幕後，但是現代人重視養生，眼科的照護讓老人也能有年輕人的視力。像中國的「肝膽外科之父」吳孟超九十四歲高齡，依然每天親自主刀。台灣有名的顯微手術專家——中央研究院魏福全院士年屆七十了，經常飛到世界各國示範皮瓣移植的手術。

各行各業都有老人在上班，台積電的張忠謀董事長高齡八十五歲，員工及股東都希望他不要退休。

隨著老人的人口比率增加，老人是「寶」的觀念漸漸淡薄。想要尊嚴優雅的「老化」，老人最好能夠獨立生活，擁有固定收入，保持人際關係，資訊跟上時代，持續學習。上述條件對於退休老人有點難度，然而，如果有一份工作，就可以簡單達成。

根據統計，二〇一二年，各國六十五歲以上的勞動參與率：韓國百分之三十・九，日本百分之十九・九，美國百分之十八・五，台灣僅有百分之八・一。但是時代的趨勢是：

一、嬰兒潮跨入退休年齡，選擇退而不休。

二、平均壽命增加，法定退休年齡正是許多人工作能力巔峰時候。

三、國家由於經濟需要鼓勵老人就業。

因此，可以預期台灣將會有愈來愈多的老人投入職場。

如果有一天，搭飛機時遇到七十歲的空姐，或者電視的美女主播換成白髮貴婦，也不必驚訝，因為「有一份工作」，是老人最新的流行。

忙碌從退休後開始

退休只是讓人生轉換跑道，而不是休息。

阿葉的丈夫在鄉公所上班，兩個小孩出生之後，薪水不夠開銷。於是，阿葉在夜市租了攤位，開始賣飾品。她早上整理家務，下午及晚上顧店，小孩下課後也到店裡吃飯、寫功課。

阿葉手很巧、嘴很甜，客人進了她的攤位，很少空手離開的。她會做人，店前車位可以暫停，廁所可以借用，大鈔可以換零錢，漸漸變成了夜市的「大姊大」，里長的協調會也託她主持。

雖然又忙又累，但是阿葉的日子過得很充實。

這幾年，夜市的本地客減少，觀光客增多，觀光客喜歡嚐小吃、買水果和伴手禮，卻對飾品沒興趣。阿葉有時候一整天都做不到生意，很懊惱。她想，自己六十歲了，丈夫、孩子沒人靠她賺錢，與其在夜市付房租，不如關店退休吧！

攤位在四月底結束了，阿葉高興地回家，宣布一生沒好好休息，這下要補回來！她整天關在家裡，吃吃睡睡，三個月胖了五公斤。丈夫與孩子有自己的生活圈，沒人察覺她不對。

十一月的某個早上，丈夫發現都中午了，太太還躺在床上，關心地問：「你身體不舒服嗎？」

阿葉說：「我不想活了！」

丈夫這才發覺「代誌大條了」！

退休有幾種狀況，像阿葉是工作遇到挫折，志願退休，這類退休者在快樂半年之後，會發現難以適應。而如果退休前的工作有成就感，得到尊敬而且報酬好，但由於屆齡或被迫離職，心理上會立刻遭受打擊。

以上兩種狀況，都會影響身心健康。

法律有規定退休年齡，一般認為退休是要享清福的。現代人長壽，只要正確地安排，退休只是轉換跑道，而不是休息。如果經濟許可，應該做自己想做的事，例如：

陳老師從小想當消防員，他退休之後接受訓練，改當義消，完成自己「打火」的夢想。

蔡先生原本從事口譯工作，屆齡之後，創業開咖啡店，生活圈擴大了，也增加了知識。

陳媽媽原本是個會計，退休之後，白天全職帶孫子，彌補了年輕時沒能自己帶兒子的遺憾，也讓婆媳關係更圓融。

黃先生是電子業大老，退休後，在母校校友會輔導學生，帶隊到窮鄉僻壤教阿公、阿嬤上網，向企業家募款修建校舍，忙得團團轉。

有一種人則終身留在崗位上，組織自己的行為，替自己的做法辯論，與他人互動刺激大腦，不但沒有失智，還能貢獻社會。日本的日野原重明醫師一〇三歲仍然看診，頻繁出國演講，是日本最具說服力的長壽醫師。

聖嚴法師說，「忙是消除煩惱的修心方法，不忙容易胡思亂想」，提倡忙得快樂，累得歡喜。俗諺也說「整天忙，活到老」。退休只是轉換跑道，步調變動，忙碌的人生才是快樂的人生。

生活要有目標

生活有目標，才會有積極的心態面對人生。

今年六十八歲的陳太太，在退休前過著忙碌的日子。她在三十五歲時與丈夫共同創業，生產製造機平台，事業愈做愈大。台灣在勞基法實施後，由於工廠利潤無法支付員工福利，他們遷到了深圳，時機恰好是大陸GDP快速成長期，訂單多到無法應付，除了擴廠，還建二廠。

極盛時期，她有兩千名工人，丈夫管業務，她管生產。在大陸做事業，除了正常的營運，還會每天有狀況，例如：工人鬥毆，鬧出命案；採購集體收受回扣，朋分不均，發生了內鬨、政府查稅、公安找碴等等狀況，都需要陳太太出面處理。

近年來，大陸工資提高，請一個工人須給付五種保險（退休養老險、工傷險、醫療險、失業險與生育險），加上物價上漲，員工伙食成本提高，還有同業競爭等，陳太太從早忙到晚。

她六十歲那年，陳先生被診斷罹患了巴金森氏症，陳太太咬緊牙關照顧，並期待在美國上班的兩個兒子來接班。兒子的專長是研究電腦程式，兄弟倆進入大陸，在家族的事業體幫忙一年之後，卻宣布要去上海創業，做遊戲軟體！陳太太領悟到死守著傳統產業沒有意義，花了五年的時間結束營運，資金一半給兒子，一半留著養老。

後來，她帶著丈夫回到了台灣。說也奇怪，陳先生的巴金森氏症在大陸控制不好，回台灣定居後，或許是因健保看診方便、醫療進步，漸漸地恢復到能夠處理自己的日常生活，甚至獨自出外訪友。

就在這個時候，一向身體硬朗的陳太太，卻在簡單的植牙手術後病倒！她吃不下、睡不著，植牙的傷口無法癒合，一個月暴瘦四公斤。醫師的診斷是：陳太太太失去了生活的目標。

失去生活目標，亦即認為沒有事情可做的態度，身體健康和精神狀況會急遽下降，原因是當一個人沒有目標時，「死亡」便成了唯一的目標，隱藏在潛意識裡的自毀機制就會悄然啟動，造成身心的惡化，甚至死亡。

專家建議：生活要有目標，而且最好是服務社會、專業傳承與照顧弱勢等「利他」的意義。生活有目標，才會有積極的心態。

於是，陳太太設立了顧問公司，義務性地指導台商有關大陸設廠、管理，甚至關廠的問題。由於她過去經驗豐富，邀約不斷，而她的體力及精神也隨之很快恢復了。

老人還有分級？

「年輕的老人」是人生最快樂的階段！

「老人」的定義是年紀靠近或超過平均年齡，有體力衰退、人生接近終點的涵義。

老化是很深奧的一門學問。例如，一般是六十歲以上叫做老人，但有趣的是每項統計得到的答案不同：在英國，三十歲以下的人認為年過五十八歲的叫老人，但是八十歲的人認為六十八歲才算老人。

德國的俾斯麥在一八八〇年時建立福利國制度，設定五十歲為退休年齡。美國在一九三六年設定社會福利制度，規定六十五歲以上為老人，可以領老人年金——當時的美國，只有百分之五的人能活到六十五歲，而且六十五歲的人，平均餘命只有五年，為了讓老人免於乞討、貧窮，所以設立了社會福利制度。

時至今日，除了世界衛生組織認定非洲某些地區，五十歲就算老人，在其他許多國家，人民的平均壽命已達到了八十歲。如果六十五歲就能領取社會福利，可能對國家財政形成負擔，因而，先進國家紛紛採取措施，逐年提高退休年齡。

根據醫學文獻，現在的人與一九四八年的人相比，身體年輕了十四歲，所以老人又分為「年輕的老人」（六十五至七十五歲）、「中年的老人」（七十五至八十五歲）與「老年的老人」（大於八十五歲）。

老人的行動、反應較慢，所以走路或社交常無法跟上節拍；視力、聽力和體能下降，活動力不如年輕人；身體的免疫力及修復力較差，容易生病、受感染。但有研究者訪查一群大於八十五歲的長者，他們認為六十五至七十五歲是自己一生中最美好的時光！

檢視老化帶來的失能（無法自理生活）比例：六十五至七十五歲為百分之十．七，七十五至八十歲為百分之二十二．四，八十五歲以上為百分之四十三．七，大於九十五歲者生活能自理的只有百分之五。

也就是說，六十五歲至七十五歲的人，將近有百分之九十可以行動自如。這些人沒有工作的壓力，不必養兒育女，過去的知識、人脈及財富的累積，讓他們能充分享受生活，也難怪統計學上所謂「年輕的老人」（六十五至七十五歲）其實是人生最快樂的階段了！

如此分級之後，讓我們了解每個階段需要的不同，這對於規劃老人照護是很有幫助的。

防止退休夢碎，要學習向子女說不

「拒絕」僅僅是因為自己年紀已大，必須照顧自己，不要變成兒女的負擔。

張醫師年輕的時候在新莊開業，看的是耳鼻喉科，從早上九點看診到晚上九點，只休週日晚上。每回流行性感冒，病人一個接一個，他常忙到無法吃飯，甚至沒時間上廁所。

每逢假期，別人去旅遊，張醫師只能讓太太帶兒女去玩。長年沒日沒夜地工作下來，六十歲那年，他的身體出現了警訊，先是胃潰瘍，接著是頸椎退化壓迫手臂神經，最後發現攝護腺癌的時候，張醫師鬥志用盡，關閉診所，宣布退休。

張醫師有一棟房子，還有三千萬元的存款，他認為這些錢足夠夫妻兩人過退休生活了。

張醫師的兒子在銀行工作，每個月領固定薪水。他看客戶買賣外幣，覺得賺匯差很容易，便要求父親替他作保，他想當理專，替客戶操盤做外匯。張醫師了解作保可能須負責賠償，自己沒有賺錢能力，無法承擔風險，本想拒絕，但兒子拍胸脯保證：「我有內線消息，穩賺不賠啦！」張醫師這才簽字蓋章。

哪知道，兒子竟挪用客戶存款，一年之間玩掉三千萬元！銀行請張醫師考慮是要償還損失，還是將兒子移送法辦。張醫師怕兒子被判刑會斷送前途，只得兩手顫抖、老淚縱橫地奉上自己的終身積蓄……

為了生活，一身是病的張醫師必須重返工作行列，但他只在偏鄉找到工作機會，一週看兩個下午門診，每個月的現金收入包括老人年金是一萬九千元。張醫師的同學以前羨慕他收入優渥，現在紛紛以他的例子互相警惕：要學習拒絕兒女的請求。

美國人養小孩，講好上大學就離開家庭、學費自付。台灣人疼小孩，學費不但父母全扛，還幫忙娶媳婦、買房子，甚至創業、顧孫子……無所不及。老後的生活，需要老本應付日常開銷。如果年紀大了才虧損老本，沒有機會翻盤，下場恐怕會很慘。

老人必須學習向兒女說「No」。有的人害怕說了「No」，親情受損，兒女會不孝順。其實，拒絕這件事不等於拒絕這個人，也不等於「我不在乎你」。拒絕僅僅是因為我年齡已大，必須照顧自己，不要變成兒女的負擔。拒絕並不會減少父母對子女的愛。而為人子女者，也要理解父母的能力。

我們要學會理智的拒絕，而不是迫於維持關係委曲求全，親子互動才能長久和諧。

財產可能是子女互相殘殺的刀子

明明是同父同母的兄妹，為了爭遺產，卻像是幾世的仇人！

我的表叔住南部，他從經營小鋪子發展成百貨商場，是個成功的生意人。

表叔的商場在火車站對面，七層樓高，在當年是非常醒目的建築。商場的生意很好，請了許多員工，表叔怕員工汙錢，每天樓上樓下地巡邏，表嬸則在廚房以巨大的鍋子、鑵子準備員工伙食。

這家百貨商場裡什麼都賣，表叔說：「銅板、大鈔，收進來就是數字。」但他們夫妻倆很節儉。表叔喜歡吃鰻魚飯，可是嫌鰻魚飯太貴了，嘴饞的時候，就站在料理店的廚房外，大口吸烤鰻魚的香味。表嬸也很省，他們的商場有賣毛巾，但表嬸嫌質料太好，要我在台北後火車站買便宜貨給她。

他們有四個孩子，兩男兩女，分別定居在美國、日本及台北，每年聖誕節時，家族大團聚，照片看起來很幸福。

或許是太勞累了吧！表叔和表嬸夫妻倆還不到七十歲，卻一個在年頭、一個在年尾，相偕往生了。

在告別式上，親戚悄悄告訴我，四個兄弟姊妹為了遺產大吵，哥哥用手中的茶杯丟向妹妹，砸中了妹妹的掌心！我抬頭一看，妹妹的手掌果然包著繃帶。

原來，商場的土地所有權人是表叔，地上建物所有權人則是兩個兒子，於是兄弟倆依此理由，要求妹妹們放棄繼承。但兩個女兒不相信父母會這麼狠心，希望得到持份當作留念。結果，四個人誰也不讓誰。

當時，火車站舊市區還是主要的商業中心，有人出價三億台幣要買下整棟樓，卻由於四個繼承人談不攏，房子沒賣成。

父母健在的時候，一家和樂；父母走後，竟然為了遺產，分為兒子一國、女兒一國。兩個妹妹提告，主張建物登記兩個哥哥的名字時，哥哥們未成年，土地及建物都是父親的遺產，她們有權繼承。

法庭審案曠日廢時，每次出庭，只見兄妹對峙，明明是同父同母的兄妹，卻像是幾世的仇人！

這段期間，大兒子意外過世，送行的行列中見不到兩個妹妹……

過了好幾年之後，法院的判決終於出爐了——土地歸四個孩子繼承；建物是父親生前指定贈予的，歸兩個兒子繼承。

這下子，商場總算可以出售了！問題是在訴訟期間，商場停止營業，而且執照過期了，根據新的消防法規，這棟建築無法做商場使用，如果拆掉重建，容積率大減。

更何況，當年的商業中心，後來轉移了，火車站前面不再繁華，房地產的價值只剩下當年的一半！

最近的親戚聚會，當話題聊到捐款做公益時，在場的表叔女兒語重心長地說，她主張不要留遺產給小孩。她說，父親的遺產到她手中時，她都已經五十五歲，那筆錢對她沒有意義了。但是，那筆遺產卻像給了子女一把刀子，讓他們四兄妹互相殘殺，害她失去父母，接著失去兄弟……

她說：「如果重來一次，我會主張將父親的遺產全部捐做公益！」

把媳婦當貴人，有助化解婆媳問題

媳婦不是敵人，而是兒子一生最重要的盟友及貴人。

兒子讀小學的時候，我和黃太太同為家長代表，因而相熟。黃家做建築並跨足金融，事業體很大。黃太太為人熱誠，開會的時候我喜歡坐她旁邊，事情都由她擋著。我們後來一起加入健身俱樂部，相處的機會更多。

黃太太疼兒子，花心思栽培。她三節帶禮物去拜會校長與導師，她說對方不一定肯開門，在戶外等一、兩個小時很尋常。導師家水溝淤積、浴室漏水等瑣事，她也都幫忙處理。黃太太認為兒子有貴人，求學路自然順遂。

黃太太一路替兒子招呼，兒子依照她的期望，大學畢業了，等到入伍當兵時，她也找人招呼——她的兒子在住家附近的軍營當兵，週末可以回家。黃太太認為她是替兒子找貴人，她說做事業如果有貴人，事半功倍，危難時刻有貴人則會逢凶化吉。

黃太太臉圓圓、身材胖胖的，對每個人都很和氣，唯一的例外是她兒子的女朋友。

兒子上大學時交了一個學妹女友，帶回家見父母，黃太太嫌對方家世不好，要兒子斷了念頭。第二個女朋友是幼教老師，兒子陷入熱戀，搬到女友家同居，黃太太嫌對方學歷不夠，問兒子：「你要我這個媽媽？還是要那個女朋友？」兒子乖乖搬回家了。第三個女朋友是兒子公司的同事，黃太太嫌對方身材太壯碩。第四個是空中小姐，黃太太嫌對方的母親是單親，怕兒子以後要養岳母……

多年來，兒子帶了幾個女朋友回家，黃太太每個都嫌！直到兒子三十五歲時寫一封信給母親，求她饒恕，他找不到母親滿意的女孩，可是他決定結婚了。平常沉默的黃先生出面替兒子說話了，黃太太才不得不接納這個媳婦。

接下來，換我們這群健身房的朋友耳根不清靜了。黃太太常常抱怨媳婦：

「不會理家」、「不會撒嬌」、「不會做菜」、「不會待人」、「不會打扮」、「沒有家教」、「沒有品味」……顯然，她們婆媳關係緊張。

有一天，我問黃太太：「你家媳婦的特色是什麼？」

她說：「我那個媳婦啊，就只會上班！」

著名的企業顧問理查．柯克說的，在企業裡，盟友的特色是：**一、喜歡對方；二、互相尊重；三、分享經驗；四、有福同享；五、互相信賴。**

企業裡，盟友能提供幫助，共同謀求最大利益，這麼說來，夫妻關係不也正是盟友關係嗎？

我想起了黃太太常掛在嘴邊的「貴人理論」，在兒子的成長時期，她低聲下氣地找良師益友當兒子的貴人。如今對兒子而言，媳婦將會是他一生最重要的盟友及貴人。

黃太太如果能以這種心情來處理婆媳關係，事情會單純多了。

跳脫傳統約束，成就兒女婚姻

勇敢、專注與執著，可以讓婚姻更幸福。

我的同學玉琴年輕時失婚了，一個人辛苦拉拔女兒長大。女兒很爭氣，從小學、中學到大學，一路第一名，醫學院畢業後，在醫學中心當醫師。玉琴以女兒為榮，逢人就誇女兒乖巧、孝順，請人介紹對象，她認為女兒條件優秀，肯定有好姻緣。

有一天，女兒告訴玉琴，她有男朋友，並已決定結婚了。但男方家境清寒，國中畢業後就去當職業軍人，現在是個士官長。玉琴認為兩人各方面相差懸殊，女兒前途堪憂，求我同以女醫師的角色給點意見。我想起了幾對所謂「身分」懸殊的夫妻。

阿益只念過小學。他原本做零售，從台北後火車站批內衣、襪子，再騎摩托車到彰化鄉下叫賣。麗珠是大戶人家女兒、商專畢業，在台北的土地銀行上班。阿益不但個子矮、又瘦小，三十歲以前，沒對任何女孩動過念頭，卻在走進銀行看到櫃檯的麗珠時，決定娶她為妻！從此，他每天到銀行找麗珠存款，存到麗珠答應了他的求婚。後來阿益成了台灣有名的棉製業公司董事長，結婚幾十年，他的腕錶裡始終珍藏著夫人年輕時的照片。

阿祥初中畢業後，去學做電焊。他在台南服兵役，每天面著對街大宅站崗，大宅內住著一戶有錢人，阿祥喜歡上他們的女兒小杏，一天一封信，說動了小杏與他約會。阿祥退伍後，兩人決定結婚，但是小杏的父母堅決反對。小杏被打且被關在家裡，還曾逃家卻被抓回去。後來兩人毅然地公證結婚了。如今七、八十歲的阿祥是台灣第一大民營造船事業董事長，而小杏的藝術鑑賞能力，正是公司品味的推手。

阿國與阿真是台大經濟系同學。阿真的父親是台中的大地主，阿國是窮僑生，兩個人相愛。當阿國第一次去台中見阿真的父親時，阿真的父親趕他走，但他以天黑為理由留下來，阿真的父親只好招待他吃晚飯。講廣東國語的阿國與講閩南語的未來丈人喝酒，撐了一整晚，天快亮的時候，父親總算同意了兩人的婚事。他們後來婚姻美滿，阿國如今是台灣有名的經濟學家，曾經入閣，替台灣做了許多建設。

世俗的觀念認為嫁娶時須考慮門戶、財產、專業、高矮及年齡等，但依我的觀察，跳脫傳統窠臼談戀愛的人，具有勇敢、專注與執著的特質，這些特質正是創業成功與幸福婚姻的祕訣！

女醫師嫁什麼對象，沒有一定的準則。女兒既已決定結婚了，玉琴應該接納女婿，並給予他們誠摯的祝福。

紅包加張小紙條，心意更深重

錢不會說話，紙條卻能將心底的祝福具體傳達出去。

我的外公是遺腹子，外婆與她的婆婆同住，婆媳倆經常起摩擦。母親看在眼裡，認為婆媳、姑嫂關係是解不開的難題，常說：「婆婆與媳婦永遠隔著一層肚皮。」母親並舉日本的俗諺：「一個小姑等於九隻老虎。」認為媳婦在夫家只能做二等公民。

母親年輕時是豐原的美女，有三個人追求她，她說她最後會選擇父親，最重要的原因是他父母早逝，婚後她不必侍奉公婆。

我在未結婚前，如果抱怨母親重男輕女，眼裡只有哥哥和弟弟，母親就會回答：「這世上最疼你的就是你的親生父母，不相信的話，結婚後看公婆的臉色就知道了！」

我和丈夫是大學同班同學，公婆住羅東，公公嚴肅、婆婆安靜。婚後，我謹記母親的教誨，小心地經營婆媳關係。

記得兒子和女兒都還未滿兩歲時，有一段時間，醫院派我到日本進修。一月的東京酷寒、物價昂貴，我一個人在異鄉，想家、想孩子，日子很難過。

有一天，我接到一個國際包裹，打開看到裡面是婆婆親手編織的背心和一個紅包，公公還在紅包袋上寫：「進修成功！」婆婆則寫了：「專心進修，我幫你顧家。」美金六十元的現鈔用塑膠袋密封，寫著：「媳婦靜芸的壓歲錢」。這個包裹讓我當下淚流滿面，那種感動真的無法形容。

傳統觀念裡，女人做了媳婦、妻子和母親，就該好好持家，我拋夫棄子出國進修，公婆不但沒有責怪，還鼓勵我，給我壓歲錢！我當下許願，不管未來環境如何，我會努力做好媳婦。

現在回想起來，公婆是很有智慧的人，他們對待媳婦的方式和別人不同，我終身感念。

早年過年要發添歲錢給長輩、發壓歲錢給晚輩。現代人過年包紅包，希望長輩身體健康、長命百歲，對父母有感念教養的意涵；包紅包給晚輩，則代表喜慶，祝福小孩平安長大、好運連連。兒女結婚後，則發給媳婦、女婿紅包，歡迎他們進入新的家庭。

紅包該包多少？大家能接受的數字各不相同。其實紅包是一點心意，不需要跟別人計較，量力而為才是真的。

錢給得再多，都可以花光，紅包裡面不妨放一張親手寫的小紙條，錢不會說話，紙條卻能將心底的祝福具體傳達出去。

對我而言，公婆當年給我的，是最棒的紅包！

小酌一杯，百憂解

每天適量飲酒有利健康，但是要切記，不可飲酒過量或酒精上癮。

我的外公和外婆感情很好。外公腎結石併發尿毒症過世後，五十三歲的外婆哀傷得近乎崩潰。她一個人住在豐原，有一段時間，母親把五歲的我送回娘家與外婆作伴。

外婆家非常大。外公在的時候，客人川流不息；外公走了之後，一棟大宅只剩外婆和我。外婆每天整理外公的遺物，睹物思人，整理衣服的時候哭，整理文件的時候也哭，五歲的我跟著一起哭，日子好悽慘。

外婆手頭拮据，我們睡覺用的蚊帳破洞了，好不容易存得了八十元，外婆帶我搭客運去台中買蚊帳，下車時碰到牌搭子，她被說服去打麻將，輸掉了我們僅有的八十元！據說當時五歲的我緊握著錢，哭著不肯給人。

外婆失眠，每天晚上都要我按摩雙腿，我常累到睡著，這時外婆便叫醒我，說她中愛國獎券時會分我五塊錢，讓我打起精神繼續按摩。那樣的日子，生活看不到任何希望。

有一天，舅舅從美軍軍官俱樂部買了一瓶綠色薄荷酒孝敬外婆，據說薄荷酒可以補血、治療失眠。不沾酒的外婆每晚喝一杯，也給我一口，奇怪的是，喝了酒的外婆整個像變了一個人！她的手腳不再瘦了，睡眠改善了，白天也不再哭泣了。印象中，我們祖孫倆的生活由於那瓶酒，整個改變了。

外婆給了我充滿回憶的童年，我每每想起幼年睡前與外婆共享甜酒的情景，當時的歡欣仍在心頭。

外婆如果活在現代，可以服用百憂解治療憂鬱，以安眠藥治療失眠，但當年的薄荷酒，卻是外婆的仙丹。

根據美國國家衛生研究院的老人健康網站資料，每天適量飲酒有利健康。酒精可以擴張血管，促進血液循環，解放壓抑的個性，使人得到欣快的感覺，紅酒並含有白藜蘆醇成分，可以保護心臟。所謂適量飲酒，指的是一天啤酒三百五十CC、烈酒三十CC，或紅酒一百五十CC，也就是大約十八公克的酒精含量。

必須提醒的是，年紀大了，身體代謝減緩，加上可能使用藥物，所以不適合在宴會時乾杯豪飲。過量飲酒會傷腦、傷心及傷肝，使糖尿病、血壓高與憂鬱症等疾病惡化。所以要切記，不可飲酒過量或酒精上癮。

第五篇

逆轉時光的醫美

老了可以拉臉?

拉臉的研究，讓我們學會了——不怕老。

民國六十七年，我在台大醫院外科的住院醫師訓練結束，教授投票決定前途的關鍵時刻，我懷孕了，被迫選擇當時很冷門的整形外科。

父親是傳統外科醫師，看不起雕蟲小技的整形，吩咐我：「治療兔唇顎裂或燙傷植皮，勉強算是醫療。幫人愛漂亮不是醫師該做的事，千萬不要替人做美容。」父親還說，他最喜歡的日本女星若尾文子，拉臉之後變得不自然，害他好失望！

當時，我在醫學中心上班，治療的都是「病人」，沒有「愛美的人」。坊間傳言某位港星經常拉臉，有一天，大家發現她的下巴長酒窩，過幾年甚至發現她的下巴長鬍子。我對拉臉很好奇，可惜沒機會學習。

整形專科醫師訓練快結束的時候，有一位六十歲左右的女明星來拉臉。老師替她動了五個小時的手術，術後為了防止出血，以紗布、繃帶包紮全臉，只露出兩個眼睛。

女明星晚上十二點醒來上廁所，一照鏡子，覺得自己被毀容，竟到派出所報案！三更半夜的，老師與我被叫去派出所說明。受過那次的震撼教育之後，我對拉臉全然沒了興趣。

後來我到紐約大學醫學院進修，那裡的整形外科世界聞名，想像中，應該能見習許多複雜的案例。然而讓我失望的是，老師們做最多的手術正是拉臉。

美國的觀念與台灣不同。美國歷經世界大戰、韓戰與越戰，整形外科醫師累積了治療爆炸性顏面傷害的經驗。戰爭結束後，這些經驗被用來對抗老化，並且，麻醉強調安全舒適，手術注重精準確實，民眾對拉臉的接受度很高。許多上了年紀的人，臉龐看起來衰老疲倦，但是卻有一顆年輕的心，拉臉只是想讓外形與內心符合。美國人的退休規劃，拉臉常排在第一位，康復變美之後還會開趴慶祝呢！

進修結束後，我回到台灣，開始進行拉臉手術。當時，大部分的人都以為拉臉很簡單。有一位阿嬤要我替她拉臉，她認真地對我說：「我每天都用手對著鏡子拉提，手術應該就是在太陽穴兩邊縫幾針而已，不用半個鐘頭吧？」

所謂全臉拉皮，包括：額頭、兩頰及脖子，可以讓人年輕十至二十歲。有一回，我受邀參加一場音樂會，主人八十歲，女主人看起來四十多歲，活潑、美麗，是整場宴會的靈魂人物。我心想，她應該是主人第二度婚姻的年輕太太。沒想到在介紹我的時候，女主人卻大方宣布：「林醫師幫我拉過臉！」那是我第一次感受到拉臉的神妙效果。

近幾年所謂「非手術性」的拉臉流行，醫界以為手術拉臉的比例會減少，但統計資料卻顯示，台灣拉臉手術是逐年地快速增加。論其原因，一來可能是嬰兒潮世代的老化，他們認為可以選擇自己喜歡的外貌。其次是平均壽命延長了，臉皮鬆弛、嘴邊肉垂墜及火雞脖子等，必須動手術拉臉的狀況增加。最後則是醫療科技進步，手術拉臉可以做到「週末拉臉」，傷口迅速癒合，外形改變立竿見影，所以接受度很高。

這幾年我鑽研拉臉的學問，深感這是一門挑戰度最高的整形手術，因為既要求有效果，又不能顯露疤痕，要年輕得自然，效果又要持久。但我始終沒忘記父親的教誨，我常在思考：這門學問是否真值得埋首研究。

不過，上星期有一位六十五歲的婆婆給了我答案。她說：「林醫師，我三十年前看過你的門診，拿了你的名片，一直放在皮包裡，每回照鏡子發現自己變老，我就告訴自己不用怕，因為可以整形拉臉。現在我覺得自己夠老了，可以動手術了。」

的確，經由拉臉的研究，我們學會如何藉著現代醫療抗衰老，更重要的是，讓我們不怕老！

醫師的私房抗老祕訣

青春之鑰，其實就在自己的健康生活型態。

每年在美國舉行的整形外科醫學會，總會吸引來自全球的整形外科醫師與會。許多整形外科醫師每年像候鳥一樣飛來，並非為了聆聽什麼傑出的論文發表，而是想一睹那對拉皮的雙胞胎姊妹花，究竟何時分出勝負。

到底哪種拉皮手術比較好？一直爭議難解。十年前，美國整形外科醫學會索性邀請兩位主張迥異的醫師，在眾醫師的見證下，以各自擁護的手術方法，為一對雙胞胎姊妹進行拉皮手術。

這對白種人姊妹花當年五十歲，一名接受的是淺層肌筋膜手術，另一名是做複合性深層手術。誠如字面所見，前者拉皮手術只移動表淺的肌肉，後者是做深層肌肉的大挪移。

之後，雙胞胎姊妹花的照片每年都會在醫學會上發表，由醫師們鑑定，並進行投票，看哪一個醫師的刀法能獲得最後的勝利。就像看連續劇一樣，整形醫師們都很關切投票結果。

有趣的是，前一、兩年，複合性拉皮術獲得明顯勝利，但第三年開始，兩者不分上下，今年更是翻盤變成淺層拉皮贏了。

面對這個結果，有醫師大喊：「不公平！」

原來，住在美國東部的妹妹，醫師不僅為她做了淺層拉皮，還做了抗衰老教育；而住西岸的姊姊，不僅抽菸且工作壓力大。所以這派醫師認為淺層拉皮法勝之不武。

這齣連續劇看得我興味十足但心有同感，因為我追蹤做眼周年輕術的病人十年後，發現病人後來眼皮好不好看，和我當年切多少皮、多少脂肪的關係不大，反與病人的視力、健康和精神有關。

很多人一定很好奇，那個醫師究竟傳授了什麼抗老祕訣。答案是：

一、不抽菸：吸菸會使人少活七年。

二、少曝曬太陽：因陽光會使細胞提早死亡。

三、高纖維飲食。

四、每天一杯紅酒：一天一杯可以紓解壓力，但如超過兩杯，反而會增加罹癌率，減少壽命。

五、性生活：要有活躍的性生活，好產生讓人快樂的荷爾蒙，使人有自信。

六、減少壓力：避免生病。

七、睡眠充足。

八、保持體脂肪正常：因為肥胖和抽菸一樣會帶來眾多疾病。

九、有氧運動：一星期三次，每次三十分鐘的有氧運動，可以降低乳癌率百分之六十至七十。

別懷疑，這些老生常談就是抗衰老祕方！

事實上，在門診裡常可看到想整形的人，抽菸、喝酒，睡眠不足又壓力大，體重忽胖忽瘦，他們常寄望於醫師開一刀就能維持十年青春，卻不知青春之鑰，繫乎自己的健康生活型態。

醫美重要的是「醫療」

安全的醫美首重醫療，而不是單純的購物消費。

麗美每回出國旅遊都有照相，她看最近的照片，鼻頭愈來愈大，整張臉就是一個貢丸狀的鼻頭，她受不了自己的樣子，下定決心修臉。

她對著鏡子，用手指把鼻梁弄挺、鼻頭拉長，發現外形改善了，接著便上網、打電話，比較各個診所使用的玻尿酸品牌及費用，選定了收費最便宜的診所接受治療，並指定鼻子的每個部位各要打多少劑量。

做完治療後，麗美覺得很滿意。但是兩個月後，她發現鼻頭變大，鼻梁相對變塌了，認為是玻尿酸往下流到了鼻頭，又花錢請醫師補注射。

兩個月之後，鼻頭又大起來，麗美又再補注射。半年過去，麗美出國旅遊，發現照片裡的鼻頭實質增大了！麗美這下不敢自作主張了，她找整形外科醫師診查，門診超音波顯示，鼻頭僅有微量玻尿酸。醫師詳細問了病史，做了身體檢查，發現麗美不是只有鼻頭變大，她的腳也變大了，血液檢查結果，生長激素增高，原來麗美是患了「肢端肥大症」，鼻頭才會變大。

轉診到新陳代謝科治療，使生長激素恢復正常之後，麗美整個人變秀氣了，當然，包括她一直很介意的鼻頭。

子婕是小學老師。由於學生常出狀況，家長又挑剔，子婕感到壓力很大。她長期眼皮泡腫，上班常被問：「熬夜嗎？」「哭過嗎？」「疲累嗎？」子婕很困擾，決定整形。

她找的第一個醫師很嚴肅，告訴她，整形的結果不一定是她希望的樣子。子婕無法接受，看了三個地方，才選定一個答應按照她的要求進行手術的醫師。

因為不想做第二次手術，所以子婕指定將上眼皮的脂肪完全抽除，並指定了雙眼皮的寬度。手術很順利，傷口也癒合了，奇怪的是，上眼皮泡腫的情況不但沒有改善，當她睜開眼睛時，幾乎露出了全部的黑眼珠，就像恐怖片裡受驚嚇的表情！

子婕不敢照鏡子、不敢出門，得了憂鬱症。家人帶她去整形外科掛號，檢查的結果，原來子婕患了甲狀腺機能亢進，當初的眼皮泡腫是眼凸造成，而抽脂及重縫雙眼皮，使甲狀腺的眼凸現象更明顯了。

金英在郵局上班，同事們流行團購，一年前，她分到了十張臉部淨膚雷射券，做過的人說可以美白、縮毛孔、去斑加緊緻，比傳統美容師做臉有效。金英的臉上有兩片肝斑，她心想團購券很便宜，沒效就當做臉也好。由於團購券的效期只有半年，有的同事做幾次就不去了，金英便把別人不要的團購券收集起來，半年內，做了二十八次的淨膚雷射。

有一天，金英和丈夫去野外曬到太陽，結果她的臉部開始過敏，紅腫又發癢。金英去看皮膚科，醫師說，因為她雷射打太多了，皮膚沒時間修復，變成了敏感肌膚。

果然被醫師說中了，金英吃蝦，臉會過敏，洗臉會過敏，泡溫泉會過敏，上菜市場也會過敏。二十八張雷射券用完了，臉蛋卻沒一天漂亮過！金英很後悔，為什麼當初做雷射之前，沒有先請教專科醫師。

醫美，其實是醫療的一種。

傳統的醫療，客戶被稱為「病人」，需要經過醫師檢查診斷，才能接受醫師處方的治療。

醫美蓬勃發展後，客戶被稱為「消費者」，往往依自己的意志，選擇便宜、喜歡的方法治療。但在這裡要提醒大家的是：人類畢竟是生物，醫美並不是單純的購物消費。安全的醫美，首重醫療。

發一張好牌給自己

每個人都是自己人生牌局的發牌人。

一九五〇年出生的花枝，上有哥哥、下有弟弟。父親在雲林種田，收入不好，花枝十歲時就被送到台北幫傭，工作是擦地板。由於整天跪著，加上營養不良，花枝的發育不好，胸部很平。

花枝機敏伶俐，主人疼她，讓她去念夜校。花枝半工半讀，努力上班，賺的錢全部寄回了老家，母親用她的錢買房子，送哥哥、弟弟去念專科學校。

當她三十一歲時，原本準備結婚了，家中卻傳來哥哥做生意失敗，以房子向銀行抵押貸款，貸款如果不還，房子會被拍賣！花枝咬牙毀了婚，重新為娘家拚命工作五年，才償還貸款。遺憾的是，這棟花枝付了兩次錢買的房子，卻登記在哥哥名下。

花枝後來四十歲才結婚，丈夫是小職員。娘家這時經濟好轉了，她向娘家要求援助，爸媽卻回答所有資金都投入她兄弟的事業了。她只好繼續自己苦撐，努力兼差，省吃儉用地繳房貸、兒女學費與丈夫的重機貸款。

花枝夠能幹，另一方面，丈夫及兒女卻毫無經濟觀念。丈夫玩重機，假日固定出門。兒子、女兒不知道家裡手頭緊，大學畢業後繼續念研究所，做著出國留學夢。

公司裡，坐在花枝隔壁的同事二十七歲，漂亮又未婚，常有愛慕者送花、送禮物。花枝長這麼大，從沒有人關心她。每回節日，她總盼望自己也會收到驚喜。她幻想著家鄉的兄弟感恩她辛勞，會替她過生日；父母後悔沒給她嫁妝，會讓她分田產；丈夫心疼她節儉，會送她情人節禮物；兒子、女兒會捧束康乃馨獻給她……但這些願望從來沒有實現！

有一回，她向丈夫抱怨。丈夫回答：「牌在你手裡，你不發好牌給自己，能怪誰呢？」

花枝每天清晨在學校操場快走，她的平胸在更年期後更是扁塌，胸罩襯著厚厚的墊子，出了汗，襯墊全濕透，胸前像掛著兩塊沒擰乾的抹布。

她恨透了這種身材，下定決心送給自己一個禮物，選在六十五歲生日那天做隆乳手術。

花枝是典型的台灣戰後嬰兒潮（一九四六至一九六四年出生）世代，這個世代因為戰後蕭條、物資缺乏，成長時期生活貧窮，養成了吃苦當吃補的個性。

隨著戰後嬰兒潮世代步入老年，他們開始體會該對自己好一點，也因此，整形外科消費市場的年齡層正在移動。以往主要的年齡層集中在二十至四十歲，但是根據二〇一四年的統計，大於六十歲的整形人數，已超過三十五歲以下的年輕族群。

這種消費年齡層的改變，正悄悄帶動一場美的革命。

為誰隆乳？

女人正以另一種方式，來表達她們對身體的自主權。

我第一次為人動隆乳手術，是一九八〇年在沙烏地阿拉伯進行的。當時，有個苦命的女人因為胸前一片平坦，面臨被退婚的噩運。娶她的男人說，他用僅有的五頭駱駝才換回一個老婆，無胸、無乳，怎麼餵養孩子？雖然喜歡她，但為了要生養大群子女，想趁早「退貨」。

族裡的長老協調不成，就帶著這個羞澀的女人來找我。我協調半天，丈夫始終無法接受我講的「胸部大小和奶水多少無關」的大道理。我只好為這女人隆乳，隆得不大，但已夠讓大家皆大歡喜。

手術完成後，我請喜孜孜的丈夫去買件胸罩回來給太太穿。待我去查房時，大家已笑成一團。原來他們不懂什麼是胸罩，丈夫體貼地替太太穿上胸罩，卻穿在了厚厚的病人服外面！

後來我回到台灣，身為女醫師，很多女人來找我隆乳。

在那個七〇年代，最常見的是媽媽帶女兒來或自己來，說因為快結婚了，怕平胸被嫌棄。其次是先生外遇，妻子想隆乳來挽回婚姻。

這些女人和那個阿拉伯女人一樣，都是為了男人才來挨一刀，所以都是「有就好」，不管形狀，不在乎乳溝，更別提會不會動。

後來，開始有丈夫帶著太太來隆乳，發言的都是丈夫：「林醫師，做愈大愈好！」「要有乳溝，還要會晃動。」我索性要當丈夫的買個中意尺寸的胸罩做參考，結果他們買的都猶如富士山。

過了二十年，那個「為了男人喜歡」的年代過去了。

如今，為男人而隆乳的女人只剩一成，其餘九成都是為自己做的！為了有自信，為了泡湯、洗三溫暖和上健身房好看。

我常問：「丈夫知不知道你來隆乳？」

得到的答案大半是：「不干他的事。」

這群女人之中，四、五年級的較保守，多只要B或C罩杯就可以，六、七年級的則多要C或D罩杯才會滿意。不管是幾年幾班的女性，她們總是說：「林醫師，我要自然一點，跑步時會動，線條順順的、不要下垂，有乳溝穿衣服比較好看。」

近兩年來，我還常看到二、三年級的婆婆媽媽來隆乳。她們多半兒時營養不佳，一生辛苦地為家人操勞，如今終於退休，「想送自己一個禮物」或「為自己做一件事」。

還有阿嬤告訴我，她不想再塞襯墊，天氣這麼熱，流汗後吹風會感冒。她們隆乳的理由就這麼簡單。

每次看到這些來隆乳的婆婆媽媽，我就特別高興。仔細地聽她們講：隆乳後，想穿細肩帶的衣服，想自在地泡三溫暖及上時髦的健身房。

過去，女權運動者總批評隆乳是女人缺乏自信。但我看到的是，這些婆婆媽媽們正以另一種方式，來表達她們對身體的自主權。

老女人的另類理財法

自己的錢，就要確確實實地花在自己身上。

以前整形外科能提供給老女人的幫助，除了去眼袋及拉皮，其他委實沒有什麼。這種手術做了會年輕十來歲，問題是開刀要見血，術後像豬頭不打緊，卻會讓街坊鄰居皆知，所以雖然口碑不錯，敢嘗試的人卻沒幾個。

現在時代不同了，敢開刀的老媽可以拉皮，不敢開刀的則做電波拉皮，有皺紋打肉毒桿菌，填凹陷打玻尿酸，改善鬆弛打膠原蛋白，還有自體脂肪可以填補衰老的瘦削。這些治療不會讓別人發現，除了存摺裡的數字減少之外，完全不留痕跡。

三十八年次的陳太太是退休老師，平時省吃儉用，一向捨不得把錢花在自己身上。她的衣服和鞋款早都退了流行，眼鏡更是十年前配的，日常開支總是能省就省。

陳太太有一兒一女，她給兒子買電腦、幫女兒買數位相機，都是買最好、最貴的，但兒女卻總是嫌媽媽又老又醜，跟不上時代。

有一陣子，她聽女兒說現在流行ＬＶ，就到市場買了一個ＬＶ皮包，喜孜孜地回家秀。但兒女看了卻唸她三天，說她買假貨，還買得太貴，怪她亂花錢。

類似的事情發生了幾次，陳太太心想：「我花的可都是自己的錢，為何還要受孩子們這種氣？」愈想，她愈不甘心。

陳太太年輕時長得很標緻，不必化妝就是個美人，她總愛攬鏡自照。如今卻被兒女取笑老醜兼過氣，一怒之下，她走進整形外科，當天就做了電波拉皮，以玻尿酸填補法令紋。做好之後，果然年輕許多，她自己很得意。

回家之後，兒女沒看出媽媽整形了，更沒人唸她！陳太太因為自己學會了花錢，又是花在自己身上，心裡有種報復性的爽快。

於是，此後陳太太只要在家裡鬱悶，就去整形外科。她的名言是：「我的財產都在我的臉上，兒女想不到，小偷找不到，強盜搶不到！」

算一算，短短三年，退休金就花掉了一半。

陳太太本來有點心虛，但最近與以前的同事聚餐，聽說有的同事拿退休金買的股票成了「壁紙」，有的同事把退休金給兒女去運用，到頭來卻被孩子責怪偏心，吵成一團……

她摸摸自己光滑的臉，心裡想著：「這樣的理財方式，也沒什麼不好吧！」

別說「沒有眼袋不慈祥」的冷笑話

老年人整形，也渴望獲得年輕一輩的認同。

鄒太太八十二歲，住在銀髮族專屬的養生村。她頭腦清楚，行動也方便。一個上班日的早上，她突然打電話給兒子，要兒子下午載她去診所。鄒太太說，最近她老是被問：「九十幾歲了呢？」她覺得心靈很受傷，一定要整形！

陳先生八十四歲，他五十歲時生的兒子要娶媳婦了，他不希望自己在婚宴上被當成新郎的爺爺，所以要求整形。

呂小姐六十八歲，是跨國公司的經理，整形的原因是，希望自己外形與能力都適合她的職位。

以往的整形，形同手術開刀，因而老人與未成年人同屬少數族群。近年來，微創手術進步，銀髮族的整形率逐年上升，拉臉、拉肚皮、打肉毒與玻尿酸，已經與染髮、植牙、心臟支架及人工關節，並列最夯的抗老化治療了。

為人子女對長輩整形的看法，常是兩極的。有一派認為鼓勵父母整形，可以讓父母逆齡，改善生活品質。另一派認為長輩老了，老人就該有老人的樣子，不須整形。這兩種看法各有立場，重要的是與父母溝通，盡量尊重父母的意見。

醫學專業上，老人可以整形，但是必須注意：

一、**老人適合回春式的整形，不適合變臉式的整形。**回春式的整形使老人看起來年輕有精神。變臉式的整形，不但老人適應困難，周遭親人也可能受驚嚇。

二、**老人整形須以安全為第一考量，並以維護健康為最高原則。**老人比較節儉，常以費用當作選擇治療的考量，這種觀念是錯誤的。

三、**老人最好有務實的期望。**八十歲的人整形可以看起來像六十歲，但是絕不會像三十歲！整形雖然很發達，但畢竟不是變魔術，效果是有限的。

四、老人需要誠實報告自己的身體狀況，包括用藥情形以及過去的病史。老人可能以為整形就像染髮，與疾病無關，也可能害怕因有病在身而被拒絕整形，但隱瞞病史是很危險的。

五、老人術後需要家屬的支持。年輕人整形是希望吸引異性，老人整形則渴望年輕人認同。子孫千萬不要裝白目，告訴割完眼袋的阿公：「你沒有眼袋，變得不慈祥了！」這種冷笑話，對阿公的手術後恢復是沒有幫助的。

老婆婆的眼袋

七十年不變的深情，足以超越任何歲月的刻痕。

根據整形外科公布的數據，雙眼皮手術經常是第一名，不過，這其中有些認知錯誤，因為統計的時候，眼皮手術的項目包括：單眼皮的雙眼皮手術、眼皮鬆弛的拉皮年輕術、下眼皮的眼袋去除術等等。

近年來由於人口老化，眼皮手術中，其實眼袋占較高的比率，大約有百分之五十五。

有一次，有一個民國十年（一九二一年）出生的老婆婆自己來看門診，要求去除眼袋。

老婆婆住在花蓮，個子不高，皮膚很黑，眼窩凹陷。歲月的風霜寫在臉上，她的皺紋很深，一條一條好像用美工刀刻上去似的，而她想整形的下眼皮，是臉上最不顯老的部位！身為整形外科醫師的我，因而有點為難。

老婆婆無視我的無奈，很高興地說：「林醫師，請替我安排最快的時間做眼袋手術，我要去日本了！」

我問：「為什麼去日本要做眼袋呢？」

老婆婆臉上出現紅暈，聲音嬌柔地說：「我讀小學時，跟一個日本男孩是同學，他很喜歡我。後來他回日本，我們失去了聯絡。這期間我的丈夫過世，他的太太也走了，三年前，他從小學的通訊錄知道我的地址，開始寫信給我，我們才聯絡上！」

老婆婆乾枯的臉龐，因為閃耀著光芒而逐漸亮麗起來。

「林醫師，我們寫的信很浪漫喔！他的文學修養很好，用的詞比較深奧，我的學問沒他好，可是我也寫得很認真。」

老婆婆從皮包裡拿出一疊「情書」，居然每封都是工整的毛筆字。內容我看不懂，但是「瞳」字重複出現，似乎老婆婆的「眼睛」是男人甜蜜的回憶。

我這下才了解老婆婆想做眼袋的原因。

老婆婆的眼袋手術順利完成了。她非常開心，笑得眼睛瞇成一條線，臉上的皺紋似乎又添了許多條。

她答應從日本回來後再來看我，但我無法感染她的喜悅，我不斷地想像，分開了七十年的兩個人，見面的剎那會如何被對方的容顏嚇昏！我擔心老婆婆這三年的美夢即將幻滅。

因此，當老婆婆開心地提著禮物出現時，我簡直不敢相信。她得意地敘述這趟日本之旅，每個經驗對她似乎都是喜悅！

老婆婆講個不停，我忍不住問她：「男人有提到你的眼睛嗎？」

老婆婆說：「他有白內障，視力不好。他說我還是以前的樣子。林醫師，你不知道我們有多談得來，每個晚上都聊到深夜呢！」

老婆婆的話，讓自以為很會做眼袋手術的我感到慚愧。
整形醫師算什麼呢？
上帝才是最偉大的設計師啊！

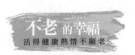

改良的去眼袋手術，讓雙眼更有神

改良的眼袋手術強調「逆」板塊運動，已成為眼袋手術的主流。

不管眼睛亮不亮麗，只要眼皮泡腫就輸了一城。眼皮如果像泡泡龍，給人的感覺往往會像「剛哭過」、「沒睡飽」、「愛酗酒」、「很疲累」之類的，沒什麼精神。

一般人認為腫眼泡是因脂肪太多，所以治療以「抽脂」為主，治療前，病人習慣叮嚀醫師脂肪要「抽乾淨」，才不會再長出來。但問題是，眼袋內裝的全是脂肪嗎？把脂肪「抽乾淨」，真的就能防止老化嗎？

解剖學的研究顯示，下眼皮就像三明治一樣，從外到內可分三層：外層是皮膚與肌肉，中層是中隔與脂肪，內層是結膜與眼瞼板。年輕的時候，下眼皮與臉頰是連結起來的，所以小孩子的臉頰從側面看起來，是完美的凸線。

眼袋的發生，其實是一種「板塊運動」，當眨眼、閉眼及瞇眼時，會使下眼皮板塊向上移動；臉頰的頰脂肪受地心引力影響，板塊就會向下移動。

眼袋剛形成的時候，大家看到眼袋凸起，會以為是脂肪囤積。其實，眼袋雖然可能伴隨著小量的脂肪增生，但板塊運動才是主因。眼袋情況嚴重的時候，眼皮會與臉頰完全脫離，形成淚槽，側面看起來，會顯得眼皮與臉頰的交接處下垂並凹陷。

在過去，眼袋手術以切皮及抽脂為主，有如三明治般的下眼皮，中間的脂肪被大量抽空。但經過長期追蹤發現，這麼做反而會眼窩凹陷、眼皮容易外翻，讓眼神變凶，出現所謂的「下三白」，對預防老化沒有幫助。

改良的眼袋手術強調「逆」板塊運動，主要目的是讓臉部年輕化，不要凸出的眼袋，更不要凹陷的淚槽，希望讓臉頰恢復像孩童般的凸線臉龐。

改良的手術內容，包括：鬆開淚槽的筋膜、鋪平眼皮的脂肪，以及懸吊下垂的臉頰；如果確認皮膚過剩或有脂肪增生時，會酌量切除。

這種眼袋手術有使眼周年輕化的效果，不僅能去除眼袋、拉提法令紋，還能保留臥蠶，讓眼睛變得有神，但別人卻看不出來整形過！此外，由於這是骨膜下的手術，術後瘀青及腫脹減少，眼皮不會外翻，已成為眼袋手術的主流。

整形也減不了內臟肥胖

如果站著時肚子凸出來、平躺時肚子高過肋骨，就是「內臟肥胖」了。

中國歷史上，有兩個大肚子的人很有名。

一個是唐朝的安祿山，據說他很胖，肚子大而下垂，影響走路。有一回入朝，唐玄宗好奇地問他：「你的肚子那麼大，裡面裝的是什麼？」安祿山答道：「回皇上，臣肚子裝滿對陛下的忠心。」但是安祿山後來造反，唐玄宗丟了皇位，安祿山本人則在幾年後，被親信在肚皮上殺了一刀，腸肚流出而亡。

宋朝的文人蘇軾肚子也大。有一次，他拍著自己的大肚子，問道：「你們猜，這肚子裡裝的是什麼？」有人說學問，有人說聰慧，有人說詞彙。蘇軾最疼的一個侍妾卻說：「相公肚裡沒有別的，只有一肚子的不合時宜！」

腹圍肥胖稱為「危險型肥胖」，與高血壓、高血脂、糖尿病有關。腰粗、肚子大的人，穿衣服不好看，行動不靈敏，膝蓋也容易故障。想想看，如果肚子減小、變平、變緊了，穿什麼都好看！

運動與控制體重的確是最佳的瘦身方法，但是腹部的贅皮及贅油，使用以上方法不會消除。

根據二〇一四年整形外科統計手術比例最高的前幾名，縮減腹圍的拉肚皮手術居第四名，排名超越第七名的拉臉手術。而非手術性的體外超音波等的占比，年增百分之三十五。

大肚子的原因可以分為：

一、皮瓣性：肚皮鬆弛與多次懷孕、多胞胎懷孕、巨量減肥等有關。

二、脂肪性：有的人是西瓜型，先天脂肪堆積在腹部皮瓣。

三、內臟性：內臟肥胖包括脂肪肝、肥肚、肥腸、肥網膜，是新陳代謝症候群。

四、其他原因：包括疾病、身體結構改變等。

許多懶人希望藉由整形恢復身材，問題是類似安祿山的肚子裝的是內臟肥胖，整形外科幫不上忙。

想知道自己肚子裝的是什麼，最準確的當然是精密儀器檢測，但也可用一個簡單的方法粗略區分：如果站著肚子凸出來，平躺時肚子扁下去，裡面裝的很可能是腹部的贅皮、贅油。這是因為，身體皮膚是前後連結的，站著凸出的皮瓣，平躺時會向二側攤平，讓肚子變扁。

如果站著時肚子凸出來，平躺時肚子高過肋骨，則是內臟性原因較大，因為腹腔無論站著或平躺，容量都沒什麼改變。

肚皮的原因還可以整形。如果是內臟肥胖，就只能乖乖減肥了！

善用科技，能使人變年輕

勇敢地學習使用假牙、眼鏡、助聽器等科技工具，才能成功對抗老化。

有一個五十歲的女性，兩側臉頰異常凹陷。她補過玻尿酸、聚左旋乳酸，也打過自體脂肪，但療效都太短，很快就消失了，便找我替她想辦法。

經過超音波檢查，我發現她的臉頰軟組織厚度是正常的。請她張嘴讓我看看口腔，發現她口內兩側上下的大牙全都缺牙。她說，她小時候愛吃糖，經常蛀牙，大牙被拔掉了。

「你臉頰凹陷的原因就是缺牙。如果不植牙，那就要戴假牙。」我勸她。但她說從小被牙醫整怕了，她不想戴假牙、也不敢植牙，還是拜託我替她豐頰。

另一個六十歲的大老闆，印堂的皺眉紋很深，像是刻了個「川」字。他固定來打肉毒桿菌及玻尿酸，每回都說錢沒問題，要用最好、最持久的。

大老闆年輕時沒有近視，老了因為老花，變成看近、看遠都有問題。我勸他配一副多焦眼鏡，但他嫌麻煩，寧願擠眉弄眼調眼睛焦距。他還說，上廁所時報紙放地上看，距離剛剛好，只是低頭久了，最近頸椎出了問題。

七十二歲的林太太年輕時很漂亮，現在聽力有問題。她有助聽器，但嫌助聽器太吵而不用。

林太太每次來診所，我在診療室裡都要大聲講話她才聽得清楚，常被候診的人誤以為我們在吵架。

根據醫學文獻，現代人比一九五〇年代年輕了十四歲，也就是說當我六十四歲時，身體狀況等於我外婆五十歲時。如果以生活科技比較，數字更嚇人：我外婆住台中，早年台北到台中只有平快車，大約要六個鐘頭，現在搭高鐵只要五十分鐘。

對健康有幫助的醫療科技太多了，活在這個時代，其實是很幸福的。古代韓愈說自己年未四十就視茫茫、髮蒼蒼、齒牙動搖，他如果活在現代，染髮、配眼鏡加上牙齒保健，七、八十歲照樣一頭黑髮、滿口白牙，且視力清晰。

韓愈的時代，出門只能徒步、騎馬或坐轎子，我們現在有汽車、高鐵和飛機，如果放棄對自己有助益的科技輔具，猶如拒絕交通工具，堅持徒步旅行，枉費活在現代。

人生的過程有很多學習，包括學穿鞋子、學用筷子、學騎腳踏車等。學習的過程會有挫折、不適應，甚至失敗。對抗老化的科技輔具如假牙、眼鏡、助聽器等，也需要學習及適應。

勇敢擁抱科技，我們才能成功對抗老化。

臉頰鬆弛要如何整形？

隨著拉臉技術普及，我們已經無法單從外貌判定一個人的年齡了。

年輕人不喜歡皺紋，討厭眼袋。但是對年長者而言，「臉頰鬆弛」才是頭號敵人！臉頰鬆弛會使得法令紋變深，甚至呈兩條圓弧形，像在嘴巴旁邊寫個括弧。年輕時圓滾滾的雙頰，下垂變成了不討喜的嘴邊肉，造成「木偶紋」。

臉頰鬆弛嚴重時，木偶紋會變成不規則、多條的魷魚鬚，若再加上雙下巴和火雞脖子，不管年輕時男的多帥、女的多美，臉頰一鬆弛，一樣都很傷腦筋。

臉部皮膚的老化，可分為內在與外在兩種因素。內在因素又稱年齡性因素，與年齡增加，膠原蛋白及彈性纖維老化有關，先天皮鬆的人容易臉頰鬆弛，先天皮緊的人較能常保青春。外在原因包括紫外線、吸菸和空氣汙染等，在日光下過度曝曬易提早老化。

臉頰鬆弛的整形方法，分為手術及非手術兩類。非手術包括：電波、音波、肉毒桿菌、填充物等，但只適用於初老者，對於嘴邊肉、火雞脖子收效不大。已定型的臉頰鬆弛，只能以拉臉手術處理。

依據記載，最早的拉臉手術是在一九〇〇年左右，方法是以手指捏出多餘臉皮切除後縫合，但老皮沒有彈性，六個月後就會再下垂。一九一四年第一次世界大戰爆發，產生大量顏面傷患，戰爭結束後，醫師對於幫助顏面傷患重建，得到許多知識及技術。

二〇〇〇年後，臉部解剖學研究發現，之所以會臉頰鬆弛，地心引力不是唯一的因素，另外也與骨頭變形、肌肉肥厚、脂肪移位及筋膜鬆弛等有關。

如果以「窗簾」比喻臉皮，臉頰鬆弛正類似用久了的窗簾。有一種號稱「週末拉臉」的最新手術，只須做小範圍的處理，作用有點像從兩旁將垂墜的窗簾復位，效果好、恢復快、疤痕小，非常受歡迎。

歐美人士比較開放，認為拉臉就像染髮。拉臉被當作退休後的第一件事、給自己的六十歲生日禮物，或是領到贍養費的第一筆開銷，不但不會隱瞞，術後還常開派對慶祝。

在台灣，這幾年做拉皮手術的人數快速增加。心理學家認為拉臉與冠狀動脈支架、人工關節手術等類似，都是抗老化的治療之一。

如果有一天，在博愛座端坐著一位「正妹」，你可能要先考慮該不該罵她，因為隨著拉臉技術普及，已經無法單從外貌判定一個人的年齡了。

你的法令紋是哪一種？

先搞清楚自己的法令紋是哪一種，才能對症出手，去除法令紋。

法令紋在古代是威儀的象徵，但很討現代人嫌。

之所以名為「法令紋」，是因古人認為男人臉上要有這兩道紋路，才能升官，才有威望。

但是，對於面相學的這一套說法，現代愛美的人可不領情！當官講的是親民形象，誰還要一臉嚴峻的法令紋？尤其是女人若有法令紋，看來不但像生氣，而且老氣。

近年上門看診想消除法令紋的人愈來愈多，其中不乏有頭有臉的男男女女。但是，法令紋一直是整形醫學上的難題，想要去除法令紋，得先搞清楚自己的法令紋是哪一種。

第一種法令紋是「凹陷型」

特色是仰躺下來後依舊在，多見於顴骨高、有暴牙者，法令紋形同兩山之間的「山谷」。

凹陷型法令紋適合運用填充物的治療，例如：自體脂肪、玻尿酸及膠原蛋白等。由於這是屬於靜態的組織欠缺，填充物的治療效果良好。

第二種法令紋是「肌肉發達型」

法令紋是許多肌肉的作用點，無論先天肌肉肥厚或後天過分使用，均會造成這種法令紋。

在此將法令紋分為上、中、下三段來說明。

上段是提鼻翼肌造成，鼻子過敏而常吸鼻子，或是眼睛有病常用力眨眼的人，此段容易變深。許多人年紀輕輕就有法令紋，大部分是這個原因。

中段是提唇肌造成，常笑的人、常講話的人容易發生。假如職業是公關、接待等必須經常擺出「笑臉」的人，容易有這種法令紋。

下段是壓唇肌造成，習慣咬牙切齒或抿唇生氣的人容易發生，常見於老師、大官。這種法令紋代表威權，是名副其實的「法令紋」。

針對肌肉發達型法令紋，可以改變表情習慣來改善，或者打肉毒桿菌治療。

第三種法令紋是「臉頰鬆弛型」

其特色是仰躺下來時，法令紋會變平。

臉頰鬆弛的原因很多，其中，年紀大是最主要的原因。其他則可能是先天體質影響、體重忽胖忽瘦，或使用荷爾蒙、類固醇等藥物。

這一類的人全身鬆垮垮的，乳房垂成了木瓜、手臂有蝴蝶袖，臉上當然有法令紋。

臉頰鬆弛型法令紋適合拉皮，年輕時可做無線電波的「熱拉皮」，年紀較長的人可動手術拉皮。

過去有些人藉著拉皮來消除法令紋，但效果不佳，主要是因為沒有對症拉皮。比如凹陷型法令紋，會愈拉愈凹；肌肉型法令紋，會愈拉愈緊繃。只有臉頰鬆弛的人，才適合以拉皮來治療法令紋。

忤逆面相學的嘴唇整形

現代人長壽，唇周整形求的是看起來健康、開朗又有精神！

麗蓉六十三歲，年輕時候是大美人，但是這幾年，她一看到鏡子裡自己的嘴唇，心情就不好。她覺得看起來上唇太長，大笑也露不出牙齒，而且紅唇變薄，沒地方塗口紅。嘴唇扁塌，自己一副老太婆的模樣，讓她沒有信心打扮，更沒勇氣出門。

玉滿六十七歲，上下唇之間有一條很深的「木偶紋」，加上嘴角下垂，遠看像是嘴唇往下裂開，近看像是抿嘴在生氣。更糟的是，兩旁的法令紋又深又長，笑起來像替嘴唇兩側各鑲了一個括弧的記號。木偶紋旁還有一堆亂七八糟的皺紋，像極了魷魚鬚。玉滿是外商公司的主管，需要對外洽商業務，客戶看她的表情，常誤以為她不高興，令玉滿很困擾。

根據命相學的主張，嘴巴代表一生食祿有無。唇是舌的門戶，嘴唇厚的人有福氣，唇紅齒白，張大合小，非富即貴。若大而無收，圓而不正，口如吹火，唇如黑葚，唇掀齒露，皆為賤相。

「人中」指的是鼻尖下面、嘴唇上方的凹形小溝。在命相學中，人中反映了五十一歲以後的老年運，人中長，則壽長、運氣好及身體好，並說如果人中太短，笑露牙齦，則老年貧賤、勞碌，缺子孫。

自一九〇〇年到二〇〇〇年，人類的平均壽命從三十九歲增加到七十八歲，整整多了一倍。從前的人擔心不能長壽，因此人中深而長，自然是好命相。現代人隨隨便便就邁向九十歲、一百歲，嘴唇周圍的老態，反倒成了年齡烙印，不受歡迎。

臉部最早出現老化徵兆的是眼周，眼睛的皮膚薄，眨眼、閉眼活動頻繁，三十歲左右就可能有眼下細紋、魚尾紋。接著，兩側臉頰覆蓋著顏面骨的窟窿，容易受地心引力吸引下垂，四十歲左右會出現嘴邊肉、法令紋。

而唇周老化大約在六十歲時出現，有三個因素使然：

一、骨質疏鬆，牙齒損壞，顏面骨變寬、變短，上唇相對變長。

二、荷爾蒙變化，皮膚變薄，皺紋滋生，例如陽婆婆紋出現。

三、唇周的肌肉活動（說話、咀嚼、表情）長年牽扯皮膚。

平均壽命延長，拉臉手術已經無法滿足愛美人士的需求了。拉臉處理的是臉頰與脖子，使臉部恢復年輕的線條，但是下垂的嘴角、扁薄的紅唇、過長的上唇與唇周皺紋，需要另類的「唇周整形」。根據美國美容外科醫學會的統計，二〇一五年增加最多的美容手術便是唇周整形。

年輕的嘴唇是：紅唇向上噘起，露出二至三公釐的牙齒。輕熟女紅唇太薄或是上下唇比例不對（正常是一：一．六），以局部玻尿酸注射可以改善。輕熟女的唇周皺紋，可用肉毒桿菌、飛梭雷射或電波治療。

如果是大於六十五歲的熟齡族群，上唇太長需要從鼻孔附近縮短，口角下垂可以做提高術，唇周皺紋直接拉皮——以上傷口藏在天然皺褶間，術後不容易被發現，治療的效果很好。

命相學上，人中深而長是好命，現代人倒行逆施，尋醫縮短人中。但這類整形動機，其實與拉臉、割雙眼皮等單純追求年輕漂亮不太一樣。

人類臉部的表情，嘴唇占了很大的比例。年輕的嘴唇表達喜悅、歡欣、性感與陽光，老化的嘴唇往往會給人疲累、滄桑或生氣的印象。

尋求唇周整形的人平均年齡六十八歲，其中許多人是第一次整形，而且只要做唇周整形，不求漂亮、不求年輕，只求看起來健康、開朗、有精神。

這不正是所有長壽人類的願望嗎？

「黃金世代」的新時代整形觀

「黃金世代」的中老年人，很懂得讓自己展露黃金風采呢！

高小姐是五十六歲的挺拔女教官，她年輕時長得很漂亮，教課時總是大受帥氣早熟的男學生歡迎與仰慕。

最近她一臉緊張地來找我，因為當年的學生們來找她聚餐，她很擔心自己年華老去的樣子會嚇到當年的學生。她要求上半臉打肉毒桿菌素好去除皺紋，下半臉要打玻尿酸，創造出豐腴、年輕的臉部線條。

至於丁先生，他是赫赫有名的政治人物，從年輕時就投身台獨運動，一生都為愛台灣在打拚，同時選民服務也做得很勤快，辛苦的痕跡都寫在七十歲的臉上。其實他很重視保養，常上健身房。

最近他打算年底再參選，希望選民能在電視上欣賞到他有年輕風采的臉，所以也來做了跟高教官一模一樣的治療。

陳太太則是下週要升格當婆婆了。這半年來，她都忙著籌辦兒子的盛大婚禮，如今日期近了，她才從鏡中看到自己又忙又累到憔悴不堪！

一想到兒子結婚當天，自己要以主婚人的身分在台上讓來賓檢視，她二話不說，立即拿起皮包往整形外科衝。

以前，整形似乎是年輕人的專利：割完雙眼皮後，嫌鼻子不夠挺，只好隆鼻來搭配；鼻子高了，就覺得胸部太扁；隆完乳，卻感到下半身也應整理整理。這也難怪，「搞怪」本來就是年輕人的專利。

如今，整形外科的版圖已悄悄移動。靠雙卡借錢整形的年輕人少了，反而是過去勇氣不足的中老年人，開始現身整形診所。

美國曾有一項調查發現，每一百個想拉皮的人，只有十個會去看醫師，而最後只有一、兩個人會真的做了拉皮手術。其他的人，就改以買化妝品、運動、保養及做ＳＰＡ，來圓追求變年輕的夢。主要是因為上了年紀的人，一則是沒膽量為了愛美，就躺上手術台；再者，也不大敢面對自己「變臉」以後，人前人後的評論。

但經過這十年來的觀察，我發現有愈來愈多像高教官、丁先生及陳太太一樣，有錢、有閒的中老年人出現在診間。我想，主要原因是飛梭雷射、電波拉皮、肉毒桿菌素、玻尿酸等新興的治療方法，有著風險低、不需要恢復期的特性，可讓人變臉於無形，很符合這群嬰兒潮世代的要求。

日本稱其為「黃金世代」，他們不但荷包比雙卡世代厚實得多，也很懂得讓自己展露黃金風采呢！

國家圖書館預行編目資料

不老的幸福：活得健康熱情不顯老／林靜芸著. ——初版. ——臺北市：寶瓶文化, 2016. 11
面；　公分. ——（Restart；12）
ISBN 978-986-406-069-6（平裝）

1. 中老年人保健 2. 生活指導

411.1　　105018885

Restart 012

不老的幸福——活得健康熱情不顯老

作者／林靜芸醫師

發行人／張寶琴
社長兼總編輯／朱亞君
副總編輯／張純玲
資深編輯／丁慧瑋　編輯／林婕伃
美術主編／林慧雯
校對／丁慧瑋・陳佩伶・劉素芬・林靜芸
營銷部主任／林歆婕　業務專員／林裕翔　企劃專員／李祉萱
財務／莊玉萍
出版者／寶瓶文化事業股份有限公司
地址／台北市110信義區基隆路一段180號8樓
電話／(02) 27494988　傳真／(02) 27495072
郵政劃撥／19446403　寶瓶文化事業股份有限公司
印刷廠／世和印製企業有限公司
總經銷／大和書報圖書股份有限公司　電話／(02) 89902588
地址／新北市新莊區五工五路2號　傳真／(02) 22997900
E-mail／aquarius@udngroup.com

法律顧問／理律法律事務所陳長文律師、蔣大中律師
如有破損或裝訂錯誤，請寄回本公司更換
著作完成日期／二〇一六年五月
初版一刷日期／二〇一六年十一月一日
初版十二刷+日期／二〇二四年二月二十六日
ISBN／978-986-406-069-6
定價／三二〇元

AQUARIUS 寶瓶 文化事業

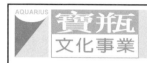

愛書人卡

感謝您熱心的為我們填寫，
對您的意見，我們會認真的加以參考，
希望寶瓶文化推出的每一本書，都能得到您的肯定與永遠的支持。

系列：Restart 012 **書名：不老的幸福——活得健康熱情不顯老**

1. 姓名：__________ 性別：□男 □女

2. 生日：_____年_____月_____日

3. 教育程度：□大學以上 □大學 □專科 □高中、高職 □高中職以下

4. 職業：__________

5. 聯絡地址：______________________________

 聯絡電話：__________ 手機：__________

6. E-mail信箱：____________________

 □同意 □不同意 免費獲得寶瓶文化叢書訊息

7. 購買日期：_____ 年 _____ 月 _____日

8. 您得知本書的管道：□報紙／雜誌 □電視／電台 □親友介紹 □逛書店 □網路 □傳單／海報 □廣告 □其他

9. 您在哪裡買到本書：□書店，店名__________ □劃撥 □現場活動 □贈書 □網路購書，網站名稱：__________ □其他__________

10. 對本書的建議：（請填代號 1. 滿意 2. 尚可 3. 再改進，請提供意見）

 內容：__________

 封面：__________

 編排：__________

 其他：__________

 綜合意見：______________________________

11. 希望我們未來出版哪一類的書籍：____________________

讓文字與書寫的聲音大鳴大放

寶瓶文化事業股份有限公司

（請沿此虛線剪下）

廣　告　回　函
北區郵政管理局登記
證北台字15345號
免貼郵票

寶瓶文化事業股份有限公司　收

110台北市信義區基隆路一段180號8樓

8F,180 KEELUNG RD.,SEC.1,

TAIPEI.(110)TAIWAN R.O.C.

（請沿虛線對折後寄回，或傳真至02-27495072。謝謝）